精神看護のナラティヴとその思想

臨床での語りをどう受け止め、実践と研究にどうつなげるのか

松澤和正 著

遠見書房

はじめに

　私はかつて（もう 20 年ほども前に）精神科病院の急性期病棟で働いていた。

　その頃の病棟は，定員も過大で，入院が立て込むと病棟全体が沸き立つように騒然としてくるのが実感できた。受け入れる私たち看護師も，重篤な病状の患者を毎日何人も担当することになり，心身両面のケアが重なって，それこそ病棟内を駆け回るほどの忙しさになることがしばしばだった。

　そんな時期，一日の慌ただしい業務をなんとかこなし終えて，小さな看護カンファレンスをしていた際，「こんなの精神看護じゃないよね」と疲れた声でつぶやいた同僚がいた。すると，その場にいた他の看護師たちも，「そうだよね，こんなはずじゃなかったよね」などと言いつつ，いっせいに頷いていたのをいまも思い出す。

　そういう日々のなかで，私も，確実にかなりの疲労と混乱をわが身にため込んでいったように思う。患者は毎日のように次から次へと入院してきた。そして，重症者は，隔離室や個室に入室させられ，さらに時には身体拘束までされて，強力な精神安定剤入りの点滴を長期間実施されるという，かなりインテンシブな治療や看護を受けることも稀ではなかった。そうしたケアのなかには，かつての慢性期病棟にあったような，ゆっくりした時間感覚そのものが失われているように思えた。

　私は，「これは精神看護ではない」という言葉を時に噛み締めながら，果てもなく苦闘し続ける多くの患者や看護師たちと共にそこにいた。その頃の私には，確かにさまざまな患者の声が聞こえ

3

ていたが，それがどんなふうに「届いて」いたのかについては非常に複雑だ。次々に押し寄せる患者の圧倒的な姿に押し潰されそうになりながら，なんとか自らを支えるだけの日々であったようにも思えるからだ。

その頃のことで，私に思い浮かぶイメージは，たとえば，すでに消灯して常夜灯だけの光に浮かんだ暗い個室（病室）と，その入り口付近に立っている私。そして，その奥のベッドサイドに佇みながら，何事かをつぶやき続ける中年男性の患者の影絵のような姿。少し近づくと，彼は，長い両腕をだらりとさげたまま，丸く大きめの顔だけを天井の方に向け，あたかも何かを祈るかのように，懸命につぶやき続けているが，私にはそれを聞き分けることができない。彼に話しかけてもまったく反応はなく，私がそこにいることにさえ気がついていないかのようだ。

彼は，日中でさえ，このような姿勢でただ独り言をつぶやき続けることがしばしばだった。そうなると，彼が「戻って」くることは容易ではなかった。けれど，そのような嵐が去った後の彼は，心配げに，「私は退院できるのでしょうか」「無理だと思うんですよね」「ここで死ぬしかないですね」などと言い，さらに，これまでの長く苦しい入退院の繰り返しや，母一人子一人の家庭で育ち，母にかけ続けた苦労や心配や嘆きなども話してくれた。私は，ひとり天を見てつぶやき祈り続ける彼を前にしながら，何もできず，ただ不安とも苛立ちとも諦めともとれない感情に捕らわれながら，ふと彼と同じ天を仰ぎ見ていたようにも思う。

そして，もうひとつのイメージは，やせこけた初老の老人の顔。顔脂におおわれててかてかになっていたが，それ以上に彼の眼は，大きく開眼し異様な光を放っていた。その眼は，ただ叫んでいるというより，叫ぶように必死に助けを求めている眼だった。彼はそうした眼をしながら，病衣をまとったハリガネのような体で，ナ

はじめに

ースステーションに駆け込んでくるのが常だった。そして，そこにいる看護師の誰かれかまわず，腕をつかんだり，倒れこんだりしてくるのだった。

　私たちは，最初こそは驚きをもって彼に対応したが，その重い病状を理解するにつれてなんとか受け止めようとした。それでも，彼の病状回復は，何をやってもはかばかしくなかった。どんな薬を飲んでも効果が薄く副作用ばかりが出て，体が動かなくなったり，万策尽き果てて電気けいれん療法を試みても効果は短期的だった。

　彼は，私たちの目には見えない何かに対して，激しく恐怖し緊張し苦悶していた。そして，その恐怖の塊を彼は自ら指さし，大きく見開いた眼で，オォーとかウァーとか叫びながら，私たちのところに駆け込んでくるのだった。意思の疎通もほとんど困難に感じた。先が見えなかった。倒れ込む彼と共に私たち自身も倒れこんでしまいそうな気さえした。その後彼は，ほんとうに動けなくなり，合併症病棟へと運ばれていったのだが。

　臨床での日々は，このような患者との果てしもないやり取りの繰り返しだった。どうしてよくならないのだろうか，と悩み苦しみながら，一方でどうしてこうなったのか，退院できたのだろうか，という問いもまったく同じ意味を帯びていた。ただ，私たちは，臨床という気まぐれな暴風雨のさなかに巻き込まれているかのように思われた。良くも悪しくも，大自然の天候しだいというような，ある種の無力感に日々襲われ続けていた。これは確かな苦しみだった。

　その頃だった。ナラティヴ＝語りという言葉や，病いとは語りであり経験であるという考え方に出会ったのは。そして，その言葉や考え方の意味するところを少しずつ知るにつれて，いま一度臨床という場に踏み留まろうという，いくばくかの勇気を得たよ

5

うに感じられたのだった。

　病いが，より個別的で苦悩に満ちた経験世界であり，ひとつの語り（ナラティヴ）であるという考え方は，臨床をみる私の眼をより大きく見開かせてくれた。やがて私は，教育の現場に移ってからも，精神看護や看護という困難な臨床の視点から，ナラティヴや看護の意味を，少しずつ探索しようとする試みを繰り返すことになった。本書はその長い旅のひとつのささやかな成果である。しばし，その旅を共にしていただければ幸いである。

　なお，本書は，遠見書房の山内俊介氏の全面的なご支援によってはじめて実現したものであり，こころからの感謝と御礼を申し上げるしだいである。

　2018 年 10 月 11 日

　　　　　　　　　　　　　　　　　　　　松澤和正

目　　次

はじめに　3

第1章
「聞こえない声」はどこに届くのか？──精神科看護における
「語り」について …………………………………………… 13
　　1．「語り」（ナラティヴ：narrative）の効用とは ………………13
　　2．なぜ精神科看護に「語り」なのだろうか ………………………15
　　3．「語り」はいったい何を語ろうとするのか …………………17
　　4．「語り」はなぜ語られるのか …………………………………19
　　5．聞こえない声を聞く ………………………………………………22

第2章
語りはなぜ可能なのか………………………………………… 25
　　1．はじめに …………………………………………………………25
　　2．退院を訴え続ける事例 …………………………………………27
　　3．退院要求と「病識欠如」という語り …………………………32
　　4．言葉の身体性および同一化への身振りとしての語り ………35
　　5．要求としての語りと引き受けること，そして患者「様」…37
　　6．おわりに …………………………………………………………40

第3章

言葉に抗して声とともに──「臨床の詩学」再考

.... 42

1.「希望」という言葉 42

2.「言葉」を必要としない可能性について 44

3. 傷としての言葉 47

4.「臨床の詩学」再考 50

第4章

ケアはいかにしてナラティヴに出会うのか──その困難さと容易さから見えるもの.. 56

1. 人は何も語ってはいない 56

2. 語りの不自由さについて 58

3.「自分の似せ者」として語りのあり方について 61

4. 語りの困難さと自由について 64

5. ケアはいかにして語りに出会うのか──方法としての語りにむけて 66

第5章

精神科看護のための物語──臨床民族誌的思考と記憶

.... 70

1. はじめに 70

2. 5つの物語 76

3. 物語の変容と臨床民族誌的思考 84

4. おわりに：それは誰に向かって語られるのか 89

目　次

第6章

なぜナラティヴなのか──『想像ラジオ』の読解から
………………………………………………………　91

1．語りとナラティヴは果たして自明なのか ………………………91

2．『想像ラジオ』が問いかけるナラティヴの深淵 …………………95

3．存在しないものを存在させようとする力としてのナラティヴ
……………………………………………………………… 109

4．おわりに …………………………………………………… 112

第7章

研究的臨床実践とナラティヴ・アプローチ………… 116

1．研究的臨床実践とは ……………………………………… 116

2．臨床実践を「研究的」にするためには …………………… 118

3．研究的臨床実践としての看護過程を再考する …………… 120

4．看護過程とナラティヴ・データ ………………………… 124

5．看護過程から「研究的臨床実践」をいかに構成すればよいか
……………………………………………………………… 127

6．Nデータの分析方法（ナラティヴ・アプローチ等）について
……………………………………………………………… 129

7．研究的臨床実践のためのシークエンス分析あるいはナラティ
ヴ・アプローチ …………………………………………… 133

第8章

看護批判としてのナラティヴ…………………………… 137

1．「看護とは何か」という問いから …………………………… 137

2．患者から患者様への物語（パターナリズムからオートノミーへ
の突き抜け） ……………………………………………… 140

3．言葉と語りを失うこと：看護の現代的膨張とナラティヴ　144

9

精神看護のナラティヴとその思想

　　　4．ナラティヴとリアリズム：中西睦子先生にとっての真実　149

　　　5．看護批判としてのナラティヴ ……………………………… 154

第9章
看護にとってナラティヴとは何か──あるいはナラティヴ
　による小看護論……………………………………… 157

　　　1．ナラティヴ（語り）を詩の断片のように聞く ………… 157

　　　2．語りの痛みと苦しみを引き受けること ………………… 167

　　　3．語りの底にある「弱さ」を感じること ………………… 173

　　　4．まとめ ……………………………………………………… 189

　　索　　引　193

　　初出一覧　198

　　著者略歴　巻末

精神看護のナラティヴとその思想

第1章

「聞こえない声」はどこに届くのか？

——精神科看護における「語り」について

1.「語り」（ナラティヴ：narrative）の効用とは

「語り」やその原語であるナラティヴ（narrative）という言葉は，それ自体が目新しいものではない。ほとんどストーリー（story：物語）と同じ用語・用法の言葉として用いられてきた[9]。それが，おもに 1980 年代・90 年代以降，「語り」（ナラティヴ）という言葉に，さまざまな学問分野から新たな視点や概念が吹き込まれて，ひとつの流れを形成するようになった。この思想的な潮流を，ナラティヴ・ターン（物語論的転回）と呼ぶことがある。

その内容を詳述することは，もとより筆者の手に余るがすでに多くの総説が書かれている[1, 7-9]。それらをもとに，ナラティヴ・ターンについて，私なりの簡略な整理を試みると，以下のようになる。

①大きな考え方の（認識論的な）特徴としては，さまざまな現実とは，常に何らかの意味で相互応答的で文脈的な「語り」のなかで構成されるもの，としている点である（これとは対照的に，現実とはすでにそこに実在するものから成り立ち・構成されるという見方がある）。

②心理療法や家族療法の立場からは，①のような「語り」のあ

り方に着目しつつ，たとえば治療者でなくクライエントこそ専門家であるという「無知の姿勢」を強調し，また膠着した「語り」（ドミナント・ストーリー）を新たな「語り」（オルタナティヴ・ストーリー）へと導く（または書き換える）治療論的発想として捉えられている。

③ NBM（narrative based medicine；「語り」に基づく医学）の立場からは，昨今にわかに注目され広がりつつある EBM（evidence based medicine；根拠に基づく医学）の臨床疫学的な価値偏重への危機の表明として，臨床をその基底で成り立たせている「語り」の意味を，多元的な視点から回復させようとしている。

④臨床人類学の立場からは，病者にとって，病いとは生物医学的な疾患でもあるが，それに伴うより広範な「経験」として存在しているという基本的認識が出発点となっている。それゆえ，病いは病者の経験の「語り」としてまず受けとめられることが必要であり，〈語り－聴き取る〉関係のなかでローカルで個別的・文脈的な「語り」を重視しようとしている。

　このように並べてみても，特段に「語り」（narrative）のもつ意味や意義が明確に浮かび上がってくるようにも思えない。単純にすぎる私の説明に問題があるとはいえ，「語り」にまつわる各専門分野の"覚醒"と効用のあり方はさまざまであるように思える。ただし，日常語といってよい「語り」という素朴な言葉に，多方面から次々シンクロ（同期）したかに見える事態はいったいどういうことだろうか。

　少なくともそこで人々は，「語り」（ナラティヴ）という言葉に，それぞれ新たな意味や驚きを感じながら出会っていた，とはいえるのだろう。それは，私個人にとっても似たようなものだった。私

が，このナラティヴという言葉を初めて耳にしたのは，精神科病院の地下食堂で遅い昼食をとっている時だった。かなりくたびれていた私に，ある精神科医が，「イルネス　イズ　ナラティヴ」という謎めいた話をした。「病いとは語りである」ということだったが，その後なぜか私は，ある驚きと新鮮をわずかに取り戻している自分を感じたのである。

2．なぜ精神科看護に「語り」なのだろうか

　先に，「語り」のいくつかの出自とそれぞれの意義などについて若干ふれてみたが，そのなかには看護や精神科看護におけるものが見当たらない。これは，看護や精神科看護において，「語り」（ナラティヴ）という概念がほとんど知られず普及もしていない，ということを意味しない。むしろ，昨今の看護研究などにおいては，ナラティヴ・アプローチなる方法論と共に研究が試みられている状況もある[2, 11]。

　それなら，看護独自のナラティヴ概念が育っているのではないかとも期待されるが，そこまでこだわりのある探索が続いているようにも思われない（私見だが）。というより，それ以前に，「語り」そして「聴き取る」関係などは，看護にとっては自明な前提ともされるものなので，実際のところは，それほどの新奇さや新鮮さを感じさせないのかもしれない。

　（精神）看護学において，これに関連した言葉なら，たとえば「傾聴」，「共感」，そして「受容」など，ほとんど常套句化した言葉をすぐに思い浮かべることができる。これらの言葉の意味を考えれば，「語り」とは，まさに「傾聴」が向き合う対象であり，「共感」や「受容」はその際に生じるこころや振る舞いのあり方ということにでもなろうか。そう納得してしまうと確かに，語り（ナ

ラティヴ）とはいえ「いまさら」の感がぬぐえないのも事実だ。

先述のNBM（ナラティブ・ベイスト・メディスン）にしても臨床人類学にしても，もとはと言えば現代の（先端医療技術に代表されるような）生物学的な医学のあり方に対する，医学自らの批判として展開されてきたものである。より個別的で相互的な経験世界へと開かれた医学の多様な広がりを求めようというわけだが，そうした患者の「語り」を中心とした視点や考え方なら，むしろ看護やその他のコメディカルの方がすでに自らの役割やテーマとしてきたといっていい気がする。それは確かにもっともらしい主張だがはたしてほんとうだろうか，という反問がすぐさま返ってくるのを私は感じる。今日特に，医学批判はそのまま（あるいはかたちをかえて）看護学批判にも通じるのではないかというやや深刻な問いである。

私は，かつて，定員が60名を超えるような精神科の急性期病棟で看護師として勤務していた。毎日引きも切らずに入退院があるにもかかわらず，病棟は手狭でスタッフ人員も十分でなく，まるでラッシュアワーのように騒然とした雰囲気が常態化していた。そんななか受け持ち患者に1人でも重症者がいれば，残る患者は所在確認のようなバイタルサイン欄の穴埋めだけで終わるということも稀ではなかった。ベッドサイドに座って話を聞きあるいは言葉を交わすという，おそらく精神科看護のミニマムであるべきことがしばしば遠い理念のようにさえ思えた。

しかし，それはもう，ごく一部の遠い昔話でしかなく，いまは確かに精神科看護のミニマムは「存在する」と言いうるのだろうか。病棟の機能分化と人員の再配置は，あるいは看護の標準化や効率化の試みは，急性期であれ慢性期であれ，そこにある患者の「声」と「語り」をともかくも本人と看護師のもとに取り戻すことを可能にしたのだろうか。また，そんな潮流さえわき目にしなが

ら，むかしもいまも，「傾聴」し，「共感」し，「受容」している
ことを自認する看護とは何かを改めて問うとき，きっとこの「語
り」（ナラティヴ）という言葉や概念は，少なからぬ覚醒作用を持
ちうるだろうとも思う。

3.「語り」はいったい何を語ろうとするのか

　精神科看護において，とりわけ「語り」が重要であるのは，さ
まざまな理由から「語り」そのものがしばしば危機にさらされて
いるからだろう。それは，上記のように，歴史的・制度的な根を
もつマンパワーの貧困や，もはや自己批判力をもたない現場の硬
直が，患者から「語り」を奪うことはもちろんあり得ることだ。
そのうえ精神科においては，精神症状という病状が，時に患者の
「語り」を，あたかも意味不明な言葉や声の固まりに変えてしまう
恐れもある。

　これに対し，「語り」（ナラティヴ）についての形式的な定義は，
たとえば「複数の出来事が時間軸上に連続する（筋立てられた）
もの」というごく常識的なものだが，臨床という厳しい局面で捉
えられる常識とはいつもかなり窮屈なものである。さらに，この
「語り」が伝えるものとして，時間的順序性や，（相互的・文脈的
な）意味性，（他者に向かうものとしての）社会性などが指摘され
ているが[7]，これらがまったく無くなることはないにしても，多
くの不定形や不連続を含みうる臨床的な「語り」（ここでの定義上
すでに「語り」とはいえないが）にとっては，いくぶん敷居が高
い条件ともいえそうだ。

　別の「語り」の定義では，上記の時間的連続性を取り除いてし
まい，「2つ以上の事象をむすびつけて筋立てる行為」であるとし
て[10]，事象間を結びつけ筋立てるプロセスを重要視し，このプロ

セスを介してそれぞれの事象や全体の語りの意味が多様に生成されうるのだとしている。これは，時間的連続性などことさらにいわない分，確かに「語り」の窮屈さは軽減するかに思える。ただ，私がここであれこれの定義にこだわるのは，実は，出来事とも事象ともいい難く，それらがほとんど何ともつながっていないような「つぶやき」や「ため息」のようなものは「語り」とはいえないのだろうか，と思っているからである。

　だからといって，どうしても「語り」にしてもらわなくては困るというわけではない。冒頭，「語り」に関する学問的背景にふれ，医学による医学批判の文脈のなかで「語り」（ナラティヴ）が見出されてきた流れがあることを指摘した。そして「医学批判は看護学批判に通じるのではないか」と述べたが，医学が，患者の経験世界という「語り」を見つけたというのなら，看護はさらにわずかな痕跡を，時間性や意味性や社会性からも遠ざかった「声」を，見つけたということはできないだろうか。ほとんど聞こえない「つぶやき」や「ため息」も，「語り」であるというとき，逆に「語り」とは何かが，おそらく問われてくるはずだと思う。そういう「声」を，患者の「語り」として聞くということはどういうことか，あるいはそのとき何を聞いたことになるのだろうか。

　私は，かつての臨床経験で，受け持ちだったある若い男性患者と顔を合わせるたびに，ほとんど決まって「退院させて」か「退院させろよ」という言葉しか聞かなかったことがある。私が，何を言っても，傍にいても，遠くにいても，彼はこの常套句を石つぶてのように連呼してくるのだった。ついには困り果て，主治医と私は，定期的な家族面接を設定したのだが，始めるとすぐにこの常套句と怒号の渦となってしまい，ほとんど面接の体をなさなかった。

　当初，私たちはひどい家族喧嘩の仲裁役のようなものだった。彼

は，それまで何度も，離院や外泊後の帰院拒否，その後の行動制限，拒薬，暴力などをさんざん繰り返してきており，もう引き返すことはできなかった。ともかくも家族面接と，主治医と私とが彼の部屋に出向いてゆく「訪室面接」を粘り強く続けていった。すると，そのうちに「退院させて」と「退院させろよ」は，しだいに「石つぶて」ではなくなっているのに気づくようになった。家族と（そしておそらく医療者と）の関係修復と共に，確実にいくぶんか和らいだ「声」に変わっていたのである。

　ここでの当初の「退院させて」は，おそらく普通の意味での「語り」とは異なるものだったのだろう。字句通りの意味や訴えというより（それも否定できないが），どこかで強く閉ざされ拒絶するかのような独語（モノローグ）に近いものに感じられた。ただしそれは，彼の周囲をすっかり疎隔するかに見えて，実際には強い巻き込みやさまざまな意味での注意の集中（相互的な）を喚起する媒体のようにも思えた[3]。もしも，そのような臨床的な力を持つ（ある種「詩的」な響きを持つ）言葉の断片やその不在さえ，患者の「語り」であると言いうるなら，その後，家族と私たちと本人との間に起こった変化を理解するために，あるいは数多くの困難事例に向き合うために，たいへん有効なものとは言えないだろうか。

4．「語り」はなぜ語られるのか

　ここに来て本論では，小さなつぶやきも，くり返される常套句も，ほとんど聞こえないため息も，みな「語り」の仲間入りをさせてしまった。既存の枠組みにあまりとらわれず，「語り」が生み出されるコア（核）となるものまで「語り」としてみたのである。
　これでは確かに，世に存在する人の声や音はすべて「語り」と

いうことにもなりかねないが。上記のコアとしての「語り」とは，より多様な「語り」を強く喚起させる，ある種の過剰や欠落あるいは「詩的」な響き（作用）によって特徴づけられるものである。臨床において，こうした些細な断片さえ「語り」と捉え，そこに相互的に生起しうる，多彩で固有な生のリアリティへとたどろうとすることは，本来「語り」（ナラティヴ）の基本的な問題意識と重なるであろうし，とりわけ精神科臨床においては重要な実践的意味を持つと思う。

　そのような「語り」は，なぜ臨床において生まれ，必要とされ，向き合うべきものとなるのだろうか。おそらくこの種の問いは，厳しい現場で生きている臨床看護師にとってはあまり意識されにくいものに違いない。なぜなら「語り」は臨床の場に溢れているのだから。そのなかに身を浸しているとやがて何も聞こえなくなるほどに，それはありふれているからだ。先の事例でも，私は，ほとんどいつも耳に響いてくる彼の「石つぶて」に，音をあげる寸前だった。いやすでに何度も途方に暮れ，幾度も聞こえなくなったことを告白しておこう。しかし，それは確かに，多くの「語り」を生む（あるいはそれを強く迫る）切実な「語り」そのものだった。

　とはいえ，私は当時，「語り」（ナラティヴ）について，さほどの理解があったわけではなかった。治療方針も看護ケアも，それまでの困難さを引きずったまま，どちらかといえばその場しのぎ的で，すべてが困り果てたうえでの窮余の策というのが現実であったと思う。それでも，喧嘩状態の家族面接と病室での訪室面接とを始めて，ともかくも続けていくうちに何らかの変化があったことは事実なのだ。私がいまそれを，どのように説明することができるのか，できないのかは別にしても。

　ここで患者の「語り」の変化をいうのはたやすいが，同時に家

第1章 「聞えない声」はどこに届くのか?

族や私たち医療者自身の変化があったことも言わねばならばない。そこには，互いの「語り」と「語りの変化」を引き起こす，"それ以上"のことが，おそらくあったに違いないのだと思う。実際，振り返って，そうしたものの存在を感じさせる場面はいくつかあったような気がする。

　家族面接をはじめてまだ間もない頃，相変わらずの喧嘩状態は続いていたが（若干家族に変化を感じてその日は終了し），帰り際，父親から差し入れのパンを受け取ったときのことだ。父親が退室すると，急に「こんなの要らないよ！」と叫びつつ走って追いかけようとしたので，思わず私は彼の肩をつかんで，「どうして？お父さんの厚意でしょ，なんで受け取れないの！」などと言いつつ，それでも返すと言ってきかない彼に，かなり本気で怒ったことがある。「お父さんはあなたのことがほんとに心配なんだ。どうしてわかってくれないの！」と私も，だいぶつもっていた感情を抑えきれず，やり合ったことを思い出す。すると，しばらくして彼は，肩を落とし，大粒の涙を床に落としているのに私は気づいた。その時の私も，実はほとんど同じように泣いていたと思う（涙こそ落とさなかったが）。

　「語り」が，いかなる断片や固まりや不在であれ，その人の内にある生きた「声」として再生するには，どこかでだれかがその苦痛や重荷のいくぶんかを感じ，そして「引き受ける」ことが必要なのだ[4]。私があらかじめ，先の患者をそのように理解し支えようとしたとはとてもいえないが，結果的に私は，彼の重荷を感じながら同伴することで，いくぶんか私の重荷としたことがあったとはいえると思う。しかし，だとすれば，これはあらゆるケアのなかで起こりうることであり，ケアのエッセンスともいいうることではないかとも思うのである。

21

5．聞こえない声を聞く

「聞こえない声を聞く」ことはふつうできない。これはまず論理的につじつまが合わない。ただ，もちろん幻聴等なら本人の経験として存在するので，つじつまが合わないからといって，意味がないとすることはまったくできない。それに，幻聴とは関係なく，現に無いものがいつまでも無いままであるという保証はどこにもない。

むしろ，「無いかもしれないが在ると信じる」ことによる効用は，一般化はもちろんできないが，少なくとも臨床（ことに精神科臨床）において，その厳しい病状ゆえに，あまり上手に自分を表現できない・できにくい人々の「語り」を聞くうえで，たいへん重要であると思っている[6]。なぜなら，そういう人々の「語り」とは，どんなによく聞えても，どんなに変わらなくとも，またどんなに奇妙でも，言葉少なでも，饒舌でも，無言でも，その言葉たちはどこかままならず，ある種不自由な固まりとなっていることが多い。聞くべきは，その固まりの影のような「語り」の姿なのではなく，固まりそのものから伝わるわずかな「声」であり，響き（トーン）や気配でさえあるからだ。

その意味では，臨床看護師は，多かれ少なかれどこかで，ほとんど聞えないものを聞こうとしているといってもいいかもしれない。当然，この対象には広範な非言語的な表現まで含まれ，すでに言葉や声に戻れないもの（恐れや不安や孤独など）まで感じようともする（というより否応なく伝わってくるという方がより正しい）。そのような実感からすれば，ほぼ誰にとっても明らかな「語り」など，その方が疑わしく部分的で，時に信じ難くも感じられるだろう。私は，こうした臨床看護師の持つなにがしかの能力

の必然（なかば強いられるという意味で）を，ともかくも認めないわけにはいかない。

ただし，その能力とは，いまのところかなり脆弱で言語的な探索に乏しい基盤にしかないと知ることは重要である。つまり，聞こえない声としての語りを聞く能力とは，実は，なぜそれを聞かねばならないか，なぜ私たち医療者への声として届けられるのか，についての問いと向き合い続ける能力でもあるからだ[5]。

私たちは，つねにありとあらゆるものから「聞いて」いる。しかし，その力を，病いや障害という苦境に置かれた人々の声へとじゅうぶん届く力とするには，たとえば埃を被った臨床的常套句（あの傾聴や共感や受容など）の前で，改めて立ち止まっておく必要があるだろう。その時必ず，医療や看護のいまを批判的に捉える言葉や概念として，「語り」（ナラティヴ）の意義が深く問われ，求められるに違いないと私は思っている。

文　　　献

1) 江口重幸：精神科臨床におけるナラティヴ・アプローチ．精神科，16(4)，326-331，2010.

2) 松原康美・遠藤恵美子：がんの再発・転移を告知され，永久ストーマを造設した患者と看護師で行うナラティヴ・アプローチの効果．日本がん看護学会誌，19(1)，33-42，2005.

3) 松澤和正：経験の用法としての言語と臨床の詩学．In：松澤和正：臨床で書く―精神科看護のエスノグラフィー．pp.234-263，医学書院，2008.

4) 松澤和正：語りはなぜ可能なのか．In：松澤和正：臨床で書く―精神科看護のエスノグラフィー．pp.264-278，医学書院，2008.

5) 松澤和正：精神科看護のための物語―臨床民族誌的思考と記憶．In：江口重幸・斎藤清二・野村直樹編：ナラティヴと医療．pp.186-201，金剛出版，2006.

6) 松澤和正：言葉に抗して声とともに―「臨床の詩学」再考．治療の聲，10(1)，63-69，2010.

7) 野口裕二：ナラティヴ・アプローチの展開．In：野口裕二編：ナラティヴ・アプローチ．pp.1-25，勁草書房，2009.

8) 斎藤清二：医療におけるナラティヴの展望―その理論と実践の関係. In：江口重幸・斎藤清二・野村直樹編：ナラティヴと医療. pp.245-265, 金剛出版, 2006.

9) やまだようこ：ナラティヴ研究. In：やまだようこ編：質的心理学の方法―語りをきく. pp.54-71, 新曜社, 2007.

10) やまだようこ：ライフストーリー・インタビュー. In：やまだようこ編：質的心理学の方法―語りをきく. pp.124-143, 新曜社, 2007.

11) 吉村雅世・内藤直子：看護ケアにナラティブ・アプローチを導入した老年患者の語りの変化の研究. 日本看護科学学会誌, 24(4), 3-12, 2004.

第2章　語りはなぜ可能なのか

第2章

語りはなぜ可能なのか

1．はじめに

　何かが語られるとき，それは，語りかける何らかの対象を絶え
ず想定しようとしている。同時に，語りかけられた対象は，何ら
かのかたちで反応し応ずることを迫られてしまう。「語りとは何
か」と問うとき，それが一定のプロット（筋立て）を持った物語
として構成される，あるいはその言語行為としての発話であると
いった定義もさることながら，それが否応なく他者（あるいは自
己のなかの他者性を）を要請するものだという倫理的応答性の次
元，あるいは「語り－聴き取る関係」[1] は重要な属性と考えられ
るであろう。

　ことに，精神科臨床において語りあるいはナラティヴの意味を
考える場合，語りにおける一定のプロットや物語性の存在，ある
いはその言語化過程や書き換え等をとおして治療的に関わろうと
するナラティヴ・セラピーなどの用語法や概念[4] では，十分にそ
の意義を理解できない可能性がある。なぜなら，まず，精神科に
おける患者の語りは，時に病状等の影響を受けながら，不安定や
奇異や断片化や飛躍などを含む，錯綜した多様性や多義性を伴い
うるという特有の事情がある。さらには，そうした状況では，ま
とまった（常識的な）語りそのものがそもそも存在しないのでは

25

ないか，という意識さえ生まれても不思議とはいえないからである。それはつまり先に述べた倫理的応答性の問題である。

　精神科における看護では，この応答性の存在（あるいはそれへの希求）を，すべての前提として出発しようとしていることに異論はないだろう。まただからこそ，語りあるいはナラティヴという言葉が，臨床的視点として新たに取り上げられることに，新鮮な力を感じないわけにはいかないのである。ところが，それは，語りというものの存在をあらかじめ自明なものとしているからそう感じているというより，なんらかの発話を語りとして受けとめ，それに向き合うこと（応答性）の困難を常々感じているからにほかならない。

　たとえば，急性期における滅裂状態も同様であるが，慢性期のややレベルダウンした患者さんの断片的で妄想の入り込んだ，ぼそぼそとした発話に向き合おうとするときなども，だいぶ苦労することが多い。はじめは言っている意味や内容がわからず困惑し途方にくれ苛立ちもするのだが，しばらく生活を共にするうちに，いくらかはわかったような気がしてくることがままある。ただし，その場合でも依然発話の大半は理解不能のままなのだが，その頃にはもうあまり苛立つこともなくなっている。気がつくと，私自身もいわばわからない患者さんレベルになって（模して）いて，互いにわからない同士でしかたがないな，という意識が多少とも生じてくるからかもしれない。

　かと思うと，発話そのものの意味や訴えは了解しえても，ただただそれを強硬に繰り返すばかりで，こちらの話が（というより私たちの存在そのものが）ほとんど入り込めない状態などというのもある。そんなとき，言葉はある種の「石つぶて」のようであり，私たちに衝撃を与えるだけの塊に化しているかのようである。精神科の看護師はほぼ日常的に，このように独特で多様な患者さ

んの表現や発話に向き合っており，その度になかば患者さんの世界に引き込まれあるいは拒絶されながらも，そこになんらかの関係をあるいは「語り」を見出そうとしている。

私は，そのような精神科看護における「語り」の困難さ，つまり相互性のなかで発せられる患者の言葉なり訴えなりを，語りとして受けとめることの困難さの一例について，これから述べたいと思う。

ここでのテーマは，「語りはなぜ可能なのか」であるが，意味としては語りの不可能性を問うこととも同じである。むしろ，語りの可能性や不可能性が問われる境界の領域で，語りの倫理的応答性という相互性の次元に焦点を当てることによって，語りとみなされるものを対象とする治療やその概念に対しても，いくつかの批判的論点を提供することとしたい。

2．退院を訴え続ける事例

1）事例Aの概要

40歳代の女性。診断名：統合失調症。

20歳代なかばで発病して数回の入退院を繰り返し，その後外来通院をしながら両親と共に生活していた。閉居がちな生活のなかで，しだいに食事・服薬が不規則となり，さらにコーヒーの暴飲，過剰喫煙，昼夜逆転の生活などが重なって体調を崩し，精神症状の悪化と共に出血性胃潰瘍も併発して意識混濁状態での緊急入院となった。その後，治療を受けて軽快し自宅へ退院となったものの，数カ月で前回と同様な悪化状態に陥り，ほとんど命からがらという状態での再入院となった。

2）再入院後の経過

　再入院時Ａは，顔面蒼白で，閉眼したまま絶えずうわ言のような独語を繰り返していて，こちらからの呼びかけには一切反応がないという状態だった。精査の結果，胃潰瘍がかなり悪化しており，一時，合併症病棟へと転棟となり緊急手術の適用となった。その後，まもなく危機的な状況からは脱したものの，気がつくと再度精神科病院への入院という現実であり，当初から本人はそれに対してかなりの不満を表明していた。

　この不満は，当然ながら，入院が長期化するにつれて，退院や外泊要求というかたちで強まっていった。また同時に，胃潰瘍に対する治療的配慮からなされるさまざまな制限，つまり食事やタバコ，コーヒーの制限からくる苛立ちも明らかに加わっていた。また，今回の再入院までの経緯を考えても，同様なことが繰り返されるおそれから退院がすぐに選択できない事情があり，実際，家族も退院や外泊にはかなりの難色を示していた。けれど，なんとか本人の思いに添いつつ解決の糸口を探そうと，ある時（再入院約５カ月後）家族を説得しての外泊が組まれるが，本人の帰院拒否という形で頓挫し（説得で結局帰院したものの），先の見えない状態が続いていた。そのようななか，互いに不満や葛藤を抱えながら関わらざるを得ず，困難で膠着した毎日が続いていた。

　このような時期の概略について，特徴的なお互いの発話や会話を時系列に沿って再構成しつつたどってみたい。なお，この事例展開は，基本的にはPOS（問題志向システム）のSOAP記録から適宜抜粋することにより構成した。

　「　」内は当事者による発話であり，「　」なしは当事者による状況等の記述，（　）内は今回私による要約的記述である。Drは医師，Nsは看護師，PSWは精神保健福祉士の略号。なお，この

事例展開では，個人を特定しうる情報については最大限削除する
などして匿名化を施してある。

《Ｘ日》：再入院初回外泊直後
　　本人「私は精神病じゃない。精神病でも薬はいらない。森田療
　　　　法と食事療法だけで十分。お腹が悪いだけ」
　　Ns「外泊から戻されて頭にきた？」
　　本人「そう」
　　Ns「でもあなたも約束守れなかった」
　　本人「……」

《Ｘ＋３日》
　　Ns：昼薬時，飲んだ後の薬包をポケットに入れるため確認する
　　　　と残薬がある。促すと内服するが，不満げである。
　　本人「わたしは精神病じゃない。ただの栄養失調，栄養失調。森
　　　　田療法と食事療法で治ります。薬なんていらない。今回も胃
　　　　の痛みなんて全然なかった」
　　Ns「家へ帰ると暴飲暴食，タバコ，薬飲まない，の三拍子でし
　　　　ょう？」
　　本人「そんなことないよ。もう病院はいいよ」
　　Ns「この前の（帰って来れなかった）外泊はどうしたの？」
　　本人「急用ができて仕方なかった……」

《Ｘ＋８日》
　　本人「お願いします。外泊は○○日からになりました」
　　Ns：頻回の訴えにて看護室にやってくる。Ns の顔を見ると，く
　　　　り返しくり返し外泊の訴えとなる。
　　（この頃より主治医や看護師に対する外泊の訴えがかなり執拗

精神看護のナラティヴとその思想

かつ強硬になる。）

《X + 20 〜 30 日》

　本人「退院請求したのに退院できない。患者の人権はどうなる
　　んですか？」

　PSW：本人より面接希望あり。ひと通り話を聞くと自分から納
　　得して面接終了する。

　Ns：外泊の希望あり。「そろそろいいのではないか」と，Ns に
　　対しかなり頻回に訴えあり。

　（外泊要求と共に，退院要求も激しくなる。この間に公的機関に
　　退院請求をし受理されているが，後日面接直前で自ら取り下
　　げている。）

《X + 57 日》

　Ns：深夜勤務時，何度か看護室に来て以下の訴え。

　本人「患者には転院の権利ありますよね」

　Ns「はい。ただし，家族や主治医とも話し合わないといけませ
　　んね」

　本人「今回の入院はただの胃潰瘍です。内科の先生はもう完治
　　したといっている。……今までも，入院は，両親に温泉にい
　　くとだまされて連れて来られたんです」

　（同日，主治医と面接し，かなり執拗に退院を要求し，その際激
　　しく威嚇しつつ暴力を振るおうとするため，一時的に保護室
　　に入室となる。）

《X + 60 日》

　Ns：看護室にたびたびやって来ては「転院させてくれ！」のく
　　り返し。

第2章　語りはなぜ可能なのか

本人「何も悪くないのに入院させられた」
Ns「ここに来たときは死にそうな状態だった」
本人「そんなことない。何も悪くなかった」
Ns「○○先生の手術がなければ死んでました」
本人「いいよ」
Ns「死んでもよいの？」
本人「よくないよ。でも死ぬ覚悟はできてるよ」
（家族にたびたび電話し，大声で怒鳴っての外泊・退院要求が続く。）

《X＋65日》
　Dr：相変わらず威嚇，暴言吐きつつの会話となる。
　本人「職権乱用で，……訴えてやる！」
　Ns：看護室に来て，何度も執拗に同じ訴え。
　本人「タバコの自己管理を認めて。一日一箱ではイライラしてしまう。前から何回もお願いしてるのになんでだめなの！外出も外泊も！」

《X＋70日》
　Ns：看護室まで来て相変わらずの訴え。
　本人「なんで精神疾患のないただの胃潰瘍の患者を何カ月も入院させておくんだ！」
　Ns「それについては，今まで何回も話し合った。その時，私がなんと説明したか答えてほしい」
　本人「覚えていない」
　Ns「なぜ自分の言いたいことしかないの？」
　本人「わからない」
　Ns「それでは話し合う意味がないね」

31

本人「精神疾患はない。栄養失調があっただけ。森田療法で治
　　る。退院させて」「転院は100％患者の権利だ！」
（その後，Drとタバコ・小遣い等で一定の約束をし，それが守
　れるのを待って少しずつ行動制限を緩和し，Ｘ＋80日には
　院内単独の外出が許可され，Ｘ＋95日には外泊が再度実施
　されるようになり，以後，定期的に週末外泊が組まれるよう
　になった。）

3．退院要求と「病識欠如」という語り

　前記の事例展開では，本事例の再入院前後の経過を概略示した
後，その後約5カ月を経過した頃つまりＸ日以降を，会話記録等
を用いて部分的に詳述している。

　この時期は，先にもふれたとおり，精神症状の再燃・増悪と胃
潰瘍の手術という急性期を一応脱してはいるものの，入院そのも
のや医療者への不信・不満が高まって，基本的には絶えず退院要
求がなされていた時期であった。しかも，その退院要求は，自分
自身の現状や周囲への配慮をほとんど欠いており，病状の再燃と
生命危機への危険性などを考えると，私たち医療者はもちろん家
族にもなかなか受け入れられないものとなっていた。

　その一つの現れとして，自らの病いつまり精神疾患の存在を頑
なに認めようとしない姿勢が顕著に見られ，たとえばそれは，《Ｘ
日》の「私は精神病じゃない。精神病でも薬はいらない。森田療
法と食事療法だけで十分。お腹が悪いだけ」という発話や，《Ｘ＋
3日》の「私は精神病じゃない。ただの栄養失調，栄養失調。森
田療法と食事療法で治ります。薬なんていらない。今回も胃の痛
みなんて全然なかった」という発話によく現れている。特に，こ
の「精神病ではない。薬もいらない。森田療法と食事療法で十分」

という発話は，退院（転院）や外泊の要求や入院への強い嫌悪感を訴えるたびに，その根拠として執拗に何度も繰り返されるものであった。これらの断片的な事例記録を見る限りでは，その出現頻度はさほどでもないように思われるが，実際は，ほとんどの退院要求において，先行あるいは付加される反復強迫的な発話といってもよいものだった。

　患者によるこのような訴えは，精神科臨床の現場ではさほど珍しいものではなく，しばしば「病識欠如」として捉えられ，ことに統合失調症において特徴的なものとされる。さらに患者Aは，《X＋３日》で「今回も胃の痛みなんて全然なかった」とか，《X＋60日》で「何も悪くないのに入院させられた」「そんなことない。何も悪くなかった」などと主張しているように，今回の危機的な緊急入院という現実・事実そのものをも認めようとしない，否認の態度が目立つのも特徴であった。

　患者Aの執拗な退院・外泊要求に対する病棟スタッフの態度は，基本的には疾患に関連した前記の「病識欠如」や現実検討能力の低下という見方が一般的であったように思えるし，実際，私自身もそのような理解をどこかで共有していた。しかし，病識欠如という精神医学的な認識があったとしても，それによって目の前の事態がどうにかなるというような生易しいものではもちろんなかった。確かにそう考えることで，多少の諦念に導かれて一時の理解や了解に至ることはあったものの，反対に，なかば「レッテルを貼る」ことで，さらに患者Aを問題視し遠ざけるという意識に結びついていったようにも思える。

　このようなことは，「病識」というものを臨床的に考える際に，しばしば起こりうることでかつその持つ意味はかなり複雑であって，この事例に限ったことでもない。病識欠如が，たとえば認知機能障害やある種の防衛機制の現れや知識・学習不足等々による

33

ものとしても，それらは相互に関連したものであり[2]，当然，回復過程やその病状変化等によってもかなりの影響を受ける。事実，この事例においても，長い経過のなかでは，自らの内の苦しい葛藤を認め，医療（者）を受け入れようとする姿勢を垣間見せることがあったことは付記しなければならない。

　ただ，ここで問題にしようと思うのは，何らかの理由と程度において，いわゆる「病識欠如」状態に陥っている患者の「語り」についてである。具体的には，ほとんど毎日のように，患者Ａと顔を合わせるたびに聞いていた「私は精神病ではない。薬もいらない。森田療法と食事療法で十分。退院だよ，退院」という発話のことである。この発話は，ほとんどの場合，内容においても表現においてもほとんど変わらないまま，しかもかなりの苛立ちや怒りを蓄えつつ，まるで「石つぶて」のようにくり返し投げかけられる言葉であった。

　私は，この言葉の前でさまざまな思いや感情に駆られながら立っていた。辟易し嫌悪感にとらわれることもしばしばだった。けれど，多くの場合私は，看護者としてなんとか冷静に受け止め耳を傾けながらも，何らかの現実的な振り返りを本人に求めようとしていた，ということはできると思う。このようなことは，精神科医療に携わる者なら稀ならず経験することとはいえ，私には，倦むことなくくり返される訴えと彼女自身の執拗な現前の，かなり特異なあり方が負担であると同時に不可解だった。

　はたしてあの患者Ａの訴えとはいかなるものだったのだろうか。私たちはその時，確かに互いに向き合いながら，何事かを話し合っていたには違いない。けれど，患者Ａは《Ｘ＋70日》の記録にもあるように，私からの語りかけに対して，その内容を「覚えていない」と答え，自分自身の訴えしかないことを，「なぜかわからない」と答えているように，少なくとも言語的やりとりのな

第2章　語りはなぜ可能なのか

かにある，私や他者の存在はかなり希薄であるかのように思える。
これに対し，私たち医療者自身も，執拗にくり返される常同的な
訴えの前で，困惑し疲弊し苛立ちながら，彼女の訴えを「語り」
として受け止めていたかといえば，かなり疑わしいことだと言わ
ざるを得ない。それは，私たちにとって，筋や物語を持った「語
り」などでないばかりか，語られる対象も聞き取る主体も喪失し
た「言葉の塊」に過ぎなかったのではないのか，という疑問が生
じる。

　しかし，私たち医療者は，ともかくもどのようなかたちであれ，
彼女の強迫的ともいえる言動に長くつき合い続けたことは事実で
ある。そのなかで，たぶん患者Aの発話は，私たちにとって「言
葉の塊」である場合と「語り」でありうる場合との間を，不安定
に往還していたのではないかと思う。

4．言葉の身体性および同一化への身振りとしての語り

　患者Aの常同的な発話「私は精神病ではない。薬もいらない。
森田療法と食事療法だけで十分。退院だよ，退院」は，はたして
「語り」と呼べるものだったのだろうか。そこには，物語的な筋も
時間的に推移していくなんらかの展開もあるわけではなく，本人
なりの意思や判断が言明されているに過ぎない。

　この言明の著しい特徴は，絶えず私たちへと向かって（他者への
志向性），執拗にくり返されていたこと（反復強迫性）である。そ
の強い圧力によって，私たちは否応なく彼女の面前に引き戻され，
互いに少なからぬ動揺や葛藤状態のなかに置かれることを意味し
ていた。この言明は，彼女自身にとっては，長期化する入院やそ
れに伴うさまざまな制限への嫌悪であり拒否であることが，その
主たる目的であったのだろう。その訴えを正当化するために，極

35

端ともいえる否認や拒否を表現したに過ぎないという見方ももちろんできるのだが。

　この反復強迫的な発話の理由・原因は，おそらく病識欠如と同様にあるいはそれと関連して多くの要因が考えられるが，結果的にその言動は，私たちと患者Ａとの関係を一時対立的な感情によって疎隔したかに思えて，その実，対立という強く拭いがたい「生の感情的鞅帯」で，互いに互いを絡め取る状況を生み出していたように思える。

　Ａはまるで，私たちが困惑し動揺し感情的にさえなることを，なかば承知のうえで振る舞っているかのように思えた。実際，私たちは，Ａの度重なる訴えによって，まさに彼女自身の苛立ちや不満や怒りの幾分かを自らに転移させ，彼女自身と同様な状況へと巻き込まれてゆくことになったわけである。つまりＡは，あたかも相手に復唱を求めるかのような常同的訴えによって，結果的には，私たち医療者とのある種の同一化を感じることになった。そして，内省的な意識に乏しく且つそれが困難な状況では，何よりそれは「身体的な」実感を伴いうる経験となりえたのではないだろうか。

　このいわば「身体的な言語表現」のあり方，あるいは「身体的な（身振りの）同一化」とでもいうべき関係のあり方に関して，人類学者の菅原は，自閉症児との独特なコミュニケーションを論じつつ，次のような指摘を行っている。

　　「……自閉症児とその親とのあいだに交される反響言語と反復に基づいたやりとりの固着化・定型化は，まさに〈発話の身振り性を取り戻す〉ことによって，〈向かい合う他者との一致〉を実現しようとする（おそらくかなり不器用な）試みとして位置づけられるだろう」[6]

つまり，ここでの「発話の身振り性」とは，言葉の持つ意味や発話による物語性などの分節的な機能とは異なり，さまざまな表象として内在する感情や葛藤により近接した言葉や発話のあり方であろう。森岡によれば，たとえば情動負荷の強い経験は，「あらゆる連想がいつもそこに付着し，さまざまな連想と元の出来事とが圧縮結合した状態にあり」「そこでは時間的な経過という距離は感じられず」「無時間的で心的領域の特定部位に固定化されてしまっている」[5] という。そのような状況において用いられる言葉や発話とは，笑いや怒りなどの情動的な身体表現に近い機能を果たすのかもしれない[3]。

おそらく語りとは，そうした無時間的で凝集した塊としての内的表象を，発話という経時的な枠組みや筋やその解釈という物語性のなかで整理し再構成していく過程として現れるのであろう。そして，この一連の形式化こそ，自分自身を切迫した経験や葛藤のなかから引き剥がし，わずかな安定を付与しうるゆとりを生み出すことにつながっていくに違いない。

この事例においては，まさに無時間的で凝集した内的表象（塊）が意味や筋や解釈を内包した物語性や語りのなかで再構成されることなく，そのままの形で（音声的で身体的な）常套句として現れ，ある種の身体言語として，私たちに同様な身振りや同一化や一致を求めるものとして機能していたのではないだろうか。

5. 要求としての語りと引き受けること，そして患者「様」

私は，患者Aの発話の特徴が，絶えず私たちへと向かうこと（他者への強い志向性）と，執拗で常同的なくり返し（反復強迫傾向）にあり，なおかつ，そのことによって彼女の発話は，あたかもその相手に復唱を求めるかのような（相手との）ある種の同一化や

あるいはその身振りを求めるもの（一種の身体言語）として機能していたのではないかと述べた。

　私自身，Aとの関わりのさなかにあった当時，このことをはっきりと意識していたわけではなかった。ただ私たちは，その時すでに身をもって知っていた，実感していたとはいえるのではないかと思う。なぜなら私たちは，彼女のたび重なる訴えの前で，しばしば困惑し絶句し嫌悪しそして途方に暮れていた。そして，その関わりと巻き込まれのさなかで，彼女の身を挺した要求に向き合いながら，もはや逃れることのできない「重荷」を感じ取っていたからである。

　それは，単に執拗な繰り返しに対する疲れを意味していただけではなかった。動揺し辟易し反発する私たちの哀れな姿を求めるかのような，彼女の強い「要求」を伴うものだったからである。それは，向き合う者どうしが，身体的な近さと親密さとで応じうるような「関係性への要求」そのものだったように思えてならない。しかもそれは，結果として，看護者の曖昧や逃げや説得や否定や拒否や苛立ちとして彼女に返されたに過ぎないが，当時の彼女にとっては，可能な最低限の実感を伴いうる反応であり，他者のあり方だったといえるかもしれない。

　とはいえ，そのことは，当時の私たち自身の行為全体を正当化するものでないことはもちろんである。しかし，ともかくも私たちは，彼女からの「重荷」を否応なく引き受けつつそれを担い続けた事実は存在するのであり，逆にそれを「医療として当然のこと」とこともなげにいう場合でも，その持つ意味はたやすくもまた軽くもない，と私には思える。さらに，そのことがメタレベルの認識として医療者の実践に反映されるのなら，その意味は確かめられ深まるに違いない，という意味で。

　私は既に，患者Aの訴えがなぜ「語り」といいうるか，の幾ば

くかに言及したことにならないだろうか。もちろん，Aの「語り」
には，典型的な意味での物語など存在しなかったであろう。むし
ろ，時間性のない凝集した表象がそのままの形で現れてきたかの
印象さえある。そのようなものを語りというなら，すべてが語り
ではないかときつく反駁されそうだが，ここには（倫理的）応答
性というあるいはそれへの希求という僅かな証左がある，と私は
思う。しかも，その応答性なるものを構成する，語りの持つ強い
（他者への）「要求」と，それを「引き受けようとする」相互性と
いう靭帯が，いかに語りを可能なものとして支えうるか，という
ことをこの事例Aを通して指摘したいのである。

　この点は，語りあるいはナラティヴというポストモダンの概念
を考える上でも，十分考慮されてよい視点であるように思える。た
とえばナラティヴ・セラピーの治療論においては，従来からの治
療者のもつ専門家としてのあり方に根本的な批判を行い，「無知の
姿勢」やむしろ「クライエントから学ぶ」という新たな関係性を
志向している[4]。これを，新たなものとする理由の一部は，従来
の専門家がより多くを知る者としてクライエントと向き合いそし
て治療を施す，といういわばパターナリズムのスタンスを旧とす
るからであろう。

　ここには，患者やクライエントという主体（しかも社会構成主
義的な）に対する畏敬がある。そこから始めようとする意思にお
いて，確かにそれは新たなものに違いない。ただし，時代を背景
とする批判的言説は，時として原理的な転回を通して，形式的な
対極へと振り切れてしまうことがある。あたかもそれは，向き合
うもの・求めるものの複雑さや困難さゆえの，ある種の防衛であ
り忌避であるかのように，目の前の生きた現実を素通りしてしま
う。

　かつて，バイオエシックス（生命倫理）は，医師のパターナリ

39

ズムから患者のオートノミーへというテーゼのもと，医療の革新を始動させた。その結果現在，私たち医療者は，インフォームド・コンセントなる用語を医療の常識としてしばしば用い，さらには患者中心の医療を語るなかで，ついに患者あるいは患者「さん」は患者「様」へと変貌した。

　ある時，内海は，やはり精神科医の先達である土居（健郎）の前で，「患者さんは……」と話し始めたところ，「医者と患者でよいのだ」と諭されたという。その謂いは「医師は威張ることにあらずして（患者を）引き受けることにある」とされたという[7]。もちろん，ここでいう「引き受けること」とは，かつての古くさいパターナリズムの残滓などでないことは明らかであろう。それは，医療者が患者を前にして不可避に感じる，担わなければならないもの・引き受けなければならないもののことであるように思える。患者の肩の荷の何％かをまず感じることを前提とするような，そのような距離感を持った関係性のことである。

　語りあるいはナラティヴとは，まずこのような関係性あるいは（倫理的）応答性を前提としなければありえないのではないだろうか。おそらく，事例Ａにおいて，かろうじて患者と私たちをつなぎとめていた関係性のなにがしかも，そのような相互的応答性につながるものだったのではないだろうか。というより，その場合においてのみ，彼女の訴えは，私たちと等身大の生きた声として私たちに語りかけてきたはずである。私は，そのようなことを信じかつ意識するために，ここで新たに語りあるいはナラティヴが見出されることの重要性を感じるものである。

6．おわりに

　私はここで，おもに語りあるいはナラティヴの問題を，その（倫

理的）応答性という視点で論じてみた。特に精神科臨床における
独特な発話を例にして，それを語りとして受けとめようとすると
きの関係性の困難とそのあり方の意味について言及した。私はそ
の応答性・関係性の起点を，社会構成主義的なあるいは個人主義
的な相互尊重という文脈へと直ちにたどってしまうよりも，他者
への要求とそのなにがしかをなんとか引き受けようとする，より
個別的で身体的な関係性の経験へとたどろうと思った。その始原
的な「重さ」を抜きにしては，そもそも相互尊重もナラティヴも
ありえないのではないかと考えるからである。

　しかも，このことは，病いを疾患モデルとは異なる個人の経験
や語りとして捉え，治療やケアの営みのなかに，病者固有の微小
な文化性，つまりそれぞれにとってのローカルな時間と空間（の
重さ）を取り戻そうとする，臨床人類学的な発想に通じているこ
とを付記したいと思う。

　文　　　献
1）　江口重幸：病いの経験を聴く―医療人類学の系譜とナラティヴ・アプロ
　　ーチ．In：小森康永・野口裕二・野村直樹編：ナラティヴ・セラピーの
　　世界．pp.33-54，日本評論社，1999.
2）　池淵恵美：「病識」再考．精神医学，46 (8)，806-819，2004.
3）　松澤和正：臨床の詩学に向けて―精神科医療における臨床民族誌的接近
　　と言語．文化とこころ，2(3)，207-219，1998.
4）　McNamee, S. & Gergen, K, J (Eds.)：Therapy as Social Construction. Sage
　　Publication, 1992.（野口裕二・野村直樹訳：ナラティヴ・セラピー―社
　　会構成主義の実践．金剛出版，1997.［遠見書房にて復刊］）
5）　森岡正芳：物語としての面接―ミメーシスと自己の変容．pp.8-20，新曜
　　社，2002.
6）　菅原和孝：反響と反復―長い時間のなかのコミュニケーション．In：秦
　　野悦子・やまだようこ編：コミュニケーションという謎．pp.99-125，ミ
　　ネルヴァ書房，1998.
7）　内海健：「患者様」の衝撃．精神療法，28(2)，235-237，2002.

第3章

言葉に抗して声とともに

——「臨床の詩学」再考

1.「希望」という言葉

　看護のケアプランに「患者の思いを言語化できるように支援する」などというのがあったりする。不安や恐れを言葉にできればそれだけでも荷は軽くなるだろう，ということだが，どうもしっくりこない気がしていた。もちろんその意は理解できる。話すことで気が楽になるのは（病者ならずとも）多くの場合事実だろう。ただし，これが一本調子に進んで，自分の妄想や幻聴を皆の前で発表する「妄想・幻聴大会」まで行ってしまったら（事実それはあると聞くが）はたしてどうなるのだろう，と思ってしまう。

　言語化やその共有とはいっても，相手があってのことである。つねに誰かに対して語られる心情であり「発表される」妄想・幻聴なのだから，その関係性のなかで初めて可能なものに過ぎない。それはそれで自然なことなのだろう。ただし，患者に対して言語化でき発表できるように試みるのは，ある種の構えであり力であることに違いはない。「それをやって（言葉にしてみて）は」と促すことと，患者の口からふともれ出てくるよう言葉を待つこととは，だいぶ性質が違うだろう。

　かつて私が，看護師として精神科急性期病棟に勤め始めた頃のことだが，一つの言葉をめぐってある患者との間で思いがけなく

第3章　言葉に抗して声とともに

苦労した思い出がある。彼女は，子どもを産んでまもなく，幻覚妄想状態が強まりそのまま転院となって，私たちの急性期病棟に入院してきていた。青ざめた顔と濃い口紅が印象的な若い女性だった。彼女は，はじめから入院に対して強い拒否を示し，スタッフにもそして入院患者にも根深い被害妄想を抱きながら，さまざまなトラブルを引き起こしていた。それがますますエスカレートするなかで，一時的に保護室の使用も余儀なくされるほどだった。

　私は，とりわけ強く彼女に拒否されていたわけではなかったが，その日の担当となり訪室しても，いつもの冷ややかな目で私をみるなり，「何の用？」「もういいわよ」等々でなかなか近づくことさえ難しかった。ただ，いつも彼女のベッドの枕もとには，まるで異星人のような小さいぬいぐるみが何体も置かれており，夜は彼女と共に掛け布団をかぶって眠っていた。気になって「これは何という人形ですか？」と尋ねてみると「私の子どもよ。さわらないで」と口を尖らせながら答えた。

　そんな彼女だったが，強い退院希望が続いていたある日，夫と本人と主治医との面談が実施された。その日，彼女の担当だった私も診察室に呼ばれ，4人での面接となった。当初から本人は，こんなところにはいられない，退院，退院の一辺倒であった。主治医は，病状も厳しいなか（と直接言ったわけではないが），なかなかすぐには難しい，その内，外泊など少しずつしながら考えましょう，などと答えていたと思う。そうすると，さらに本人は承服しがたいと興奮して，主治医に食ってかかっていた。

　私も時折，その間に入って彼女を鎮めようといくつか言葉を挟んでいた。そんななかふと「きっとあなたの希望の見える方向に……」という言葉が口をついて出た。言ってすぐに，自分でもちょっとした違和感を覚えた。

　すると間髪を入れず，彼女は際立って強い反応をした。私を睨

43

みつけながら，「すぐ出て行って。もうあなたにはここにいてほしくない」と言った。私は「あっ，困った」と思い，慌てて腕を組んだりしていると，今度は追い討ちをかけるように「邪魔しないでください。動いて邪魔しているでしょ，あなた！」と言われ，私は一時その場で金縛りのようになってしまったのである。幸い彼女の夫が，「そんなことを言うもんじゃない，謝りなさい」と諫めると，彼女は素直に謝罪し話は再開されたのだが。

　私には，ふと口にした「希望」という言葉が，生まれたばかりのわが子と引き離され入院を余儀なくされている彼女のなかで，どんな意味合いを持つのか想像できないわけではなかった。そればかりか，私自身にとっても，病棟にあふれている悲嘆や不幸に向き合う日々のなかで，簡単には言ったり聞いたりすることのできない言葉のように感じていた。事実，その言葉が口をついて出た瞬間，奇妙な違和感や嫌悪感を覚えたのである。しかし，当然のことだが，彼女にははるかに「それ以上」だったのだ。

2.「言葉」を必要としない可能性について

　あの時，彼女に「言葉」が不必要であったはずはない。彼女は現に退院を要求し続け，私たちはそれを少し遠いものと表現しながら説得にあたり，怒りや反発，いたたまれなさや諦めと共にともかくも話し続けたのだから。しかし，それと同じくらいに，彼女にとって不要で無力な言葉も存在したのだと思う。いやもっと有害というべきか。その言葉によって自らを失いかねないのに，それを発する相手さえ見えないむなしさや苛立ちや孤独。私が言った「希望」などは，おそらくそのような類の言葉だったのだろう。というより，彼女はすでに長く，そのような言葉の数々のなかで傷つき疲弊し続けていたのではなかったか。

第3章　言葉に抗して声とともに

　精神科医の樽味伸は，統合失調症の患者への支持について，あたかも患者自身がつぶやくかのような静謐で繊細な議論を積み重ねている[6]。そこで彼は，患者の支持に関与しているのは，狭い意味での「医者」あるいは「ひと」というよりも「跡」のようなものだと述べている。「跡」とは，患者がともかくも積み重ねてきた日々に関わる"支持の層"であり，それを少なくとも踏み荒らさないことが支持的なるものの始まりになるという。それに……いつも外来にやって来る患者は，医者に支えられたいというわけではなく，薬を受け取りにくることが，決まっているから来ているのではないか，ともいう。曰く，

　「次の処方日までなんとか無事でしのいでくれるようにと思いつつ黙って処方箋を手渡す。そしていつもの声で『おだいじに』という。それからその人が退室する間際に『あと，風邪ひかんようにね』と言い添える。それがいちいち『支持』になるとは私は信じていない。信じていないけれども，なにかがどこかで彼の"支持の層"に届いてくれますようにと念じていることは，たまにある」

　樽味は，患者の支持への関与にとって，必ずしも「医者」や「ひと」が重要かと言えばそうとも限らないという言い方をして，むしろ，患者自身がともかくも持っている"支持の層"への保護的意識の重要性に焦点をあてている。さらには，患者は必ずしも医師からの型どおりの支えをあてにしていないとしつつ，少なくとも多くの言葉で働きかけられるようなあり方には，患者への負担の方を懸念している。だから（と言っていいのだろうか）樽味は，いつものように患者を診察し処方を書いて，「おだいじに」といい，別れ際に「風邪ひかんようにね」と声掛けして診察を終える。

　樽味がここで，「医師」と「ひと」に対してことさら慎重になるのはなぜだろうか。ふつうなら，医療における保護的意識の主体

45

が「医師」や「ひと」であってなんら不思議はないのだから。しかし，樽味の素朴で抑制された診察場面を想像してみると，「医師」と「ひと」の不必要を，あるいは時にその有害さえも強く意識しているように思える。そして，この場合の不必要とは，さらに言えば彼ら（「医師」と「ひと」）が所有し発する「言葉」のことではないだろうか，と思う。樽味は，

「彼らに対してこちらから，あまり毎回あれこれ話題をひねり出そうとすると，その話題に彼らは一生懸命応じてくれながら，それでもみるみる疲れていく」という。

「そして治療者に含まれている『私』がにじみ出ることほど，統合失調症者に対して有害であることはないのではないか。もともと他者との距離に敏感な彼らにとって，治療者が『私』をにじみ出させている『治療』ほど危ういものはないかもしれない」と。

樽味はこうした姿勢を，治療の全体像として提起しているわけではない。現在の精神科治療の定型（薬物療法やリハビリのさまざま）を踏まえながらも，その基底に隠れた患者個人の"支持の層"を壊さないよう大切にすることを前提とすべきだと言っている。だからこそ，彼は，それが患者への支持であるかのようにはあえて語らず，しかし時にそっと願いつつ言葉にしようとする。

だから，それらの言葉の多くは日常語そのものであり，作りごとめいたところが少ない。そして言葉が，患者個人に向けられた「声」を伴えば，すでにじゅうぶんであるのだろう。そのようなわずかな誠実の残り香のほうが彼らには好ましいに違いない。たとえば良寛の戒語にある，「すべて言葉をしみじみといふべし」という表現の「しみじみと」にあたる部分であろうか。ただそれだけを正直に思って飾りなく「おだいじに」と相手につぶやくことは，実はそれほどたやすいことではなく，それゆえ（言われた相手にとっては）得がたい経験であり好ましさそのものなのだ。

第 3 章　言葉に抗して声とともに

　私が冒頭でふれた「希望」なる言葉などは，もはや上記の「好ましさ」に反することは明らかである。素朴ささえ伴うこの言葉の裏面には，逆に言葉の持つ強さや荒々しさの数々が，あるいはそれらへの忌避として表現が隠されているようにも思える。だからこそ，かつて，なんらかの病状として忌避され・疎隔された際の，数々の怜悧で破壊的な言葉の群れを，嫌というほど抱え込んだ彼らの怯えや麻痺のなかでは，樽味の言うような言葉への柔らかな構えこそ，何より好ましいものとなるのだろう。それは何よりも必要とされる「好ましさ」なのではないのかと。

3．傷としての言葉

　ここで，かなり唐突かもしれないが，一つの小説に話を移したいと思う。佐伯一麦の『鉄塔家族』[5] なる小説である。もともとは日本経済新聞社の連載小説として書き継がれたものだが，最終的に 550 頁の大作として 2004 年に単行本化された（その後，同年の大佛次郎賞を受賞）。私は，かつてこの作家の初期の数冊を読んだのみで，今回，ただ懐かしさから手にしたにすぎなかった。しかし，読み始めると暇を見てはほとんど中断することもなく読み終えてしまっていた。日頃，小説などまともに読む通すことも苦手な私にとっては予想外のことだった。

　何がそうさせたのか不思議だった。書かれていたことは，と改めて思い返してみても特段の印象は残っていない。確かに，小説なのだから何らかの構成もあり筋立てもあり，そこから作者が言いたげなことも伝わらないわけではなかった。ただし，それらに思わず引き込まれて読み進んだという経験とも違う気がする。この小説は，私小説と呼ばれるものであったから，主人公となる中年夫婦（夫の斎木とその妻の奈穂）を中心とした日常が淡々と描

かれている。作者の内面が直接響いてくることはまれで，ある種静物画のような日々の点描の積み重ねが，この小説のヘー人になっていると思われる。

　私が惹かれ読み続けた理由の一つは，おそらくそのような日々の点描のあり方ではないかと思う。故あって離婚を経験した作家の斎木と再婚相手の奈穂が，東北地方のとある都市の自然豊かな丘陵地帯に住み，そのささやかな営みのなかにある人々や自然とのつながりの一つひとつを丹念に描き続けている。

　特に前半は静かだ。作家は，人と同じように，あるいはそれ以上に草木や鳥や自然に目をとめていることが多い。草木の姿や名前を，そして鳥の気配や声や落ちている羽根の一つひとつを，季節の移りかわりと共に大切に書きとめている。

　（＊本書全体は 11 章構成で，新聞連載回数と同じと思われる計386 の短節からなる）

　たとえば，第 1 章 10 の蛙の話では，

　「枝垂れ桜の根元に，自然と落ち葉が溜まって半ば腐葉土になっている。それを斎木が庭の土に混ぜようとすると，落ち葉の中から蛙が出てきた。

　体長は十五センチ余りといったところだろうか，背中は土色で，いぼがたくさんあるから蝦蟇蛙のようだ。まるで石のように硬直してうごかないところを見ると，冬眠中だったらしい。斎木は，そっと掴んで手のひらに乗せ，奈穂に見せた。

　『へえ，こんな庭にも蝦蟇蛙がいるんだ』

　と奈穂が感心したように言った。

　『この建物の主かもしれないな』

　と斎木は答えた。

　…（中略）…

　もしかすると，まだ夢うつつで，自分の状況をわからずにいるのかもしれない。

第3章　言葉に抗して声とともに

　そうおもった斎木は，以前と同じように，急いで蝦蟇蛙の枯葉の
布団を静かにかぶせてやった。その横に，目印に，握り拳ほどの大
きさの石を置いた。
　それから，しばらく観察していたが，土の中からむくむくといざ
り出てくる気配は起こらず，彼らは少し胸を撫でおろした。」

同じく第1章の53の羽根の話では，

「身体が温まる食事を済ませてから，斎木はもう少しだけ起きてい
て，今日奈穂が石段で拾ってきた羽根を一緒に図鑑で調べることに
した。
　拾ってきた羽根は，ぬるま湯で軽く汚れを落とし，形を整えて自
然乾燥させる。そして拾ってきた日付と場所をラベルに明記してビ
ニールのファイルに入れた。『山』でシギなど川沿いに生息する鳥の
羽根がおちていることもある。それはたぶん，渡る途中で落とした
のだろうと想像された。
　『あ，これは』『やっぱり，ちょっとちがうかな』
　などとぶつぶついいながら，奈穂は，拾った羽根と見比べながら，
図鑑のページをめくっていた。
　…（中略）…
　それは，ツグミの雨覆羽だった。さっそく奈穂が原寸大で描かれ
ている図鑑の絵に羽根を合わせてみると，色，形ともにぴったり当
てはまった。
　『ツグミだったのか』と斎木は言い……
　『自然がくれた落とし物だね』
　と奈穂が言った。」

　これらは，大きな作品のなかのほんの一断片を，私にとって都
合よく選び出したものに過ぎない。ただ，作中の彼らが，もの言
わぬ些細な自然のまえでしばしば佇む姿が，なぜか私には好まし

49

く思え，同時にそれ以上の何かを感じていた（予期していた）の
かもしれない。実際，物語は，ある種の静寂を保ちながら，しだ
いに斎木の過去と現在を行き来するようになる。かつての仕事で
罹患した塵肺による重篤な喘息発作や，また前妻との離別にまつ
わる確執や苦悩（うつ病）などが，日々の生活や自然の背景のな
かにごく短くふれられていく。

　後半に至ってもこの基本的な構図と流れは変わらない。ただし，
静かに描かれていた自然や日常という背景は，いくつかのエピソ
ードの狭間に置かれるようになり，やがてかなりの揺らぎを見せ
るようにもなる。斎木や老親の入院や手術，前妻の再婚，その前
妻と暮らす斎木の末息子の二度にわたる家出，その対応への奔走
等々。斎木と妻の奈穂はそうした日々の波浪に向き合いながら，と
もかくも生きてゆくのだが……現実は（個々の日常は），やはり
生々しい傷とその記憶（言葉）そのものとして，再び生きざるを
得ないものでしかなくなる。私が，先に例示したような，この小
説のささやかな生と自然の点描は，そうした荒々しい現実の前で
はまったく無力にさえ見える。しかし，「だから」ではないだろう
か。この作家（斎木）が，それら小さきものを日々丹念に書き続
けようと願ったのは。

4.「臨床の詩学」再考

　ここにきて本論は，もはや読書感想文の域（にもならない）に
達してしまったので，これで終わりにはできなくなった。副題に
ある「臨床の詩学」であるが，もともとは Katz と Shotter の論文
「患者の声を聞く：診察における社会的詩学に向けて」[1] にあった
「社会的詩学」を，拙論[2] でその概念を援用しつつ「臨床の詩学」
と言い換えたものである。

Katz と Shotter のいう「社会的詩学」とは，臨床場面に現れる病者のふとした言葉が，時に医療者に強く語りかけ訴える力を持ち，その糸口から病者の病いを構成する文化的・社会的な経験へと至りうることを意味している。そして彼らは，そのための方法として，病者にとって医療者が内部者でも外部者でもありうるような動的で対話的なスタンスを持つことや，医学的な専門用語と患者の声とのあいだを常に架橋し行き交い折り合っていけるような姿勢（相互的用語法）を持つこと，あるいは病者の困難な日常の断片を見出し引き出すことのできる詩的な言葉（poetic terms）への感受性とその使用の重要性等を主張している。

　私は，上記拙論[2]で取り上げた患者と家族と医療者との長く困難な関係調整過程を振り返りつつ，「厳しい臨床のなかで途切れ，孤立し，対立する声たちを，それぞれの（個人の）経験という異質な地平において，わずかな接点でつなぎとめていくことができるのは，この詩的なあるいは美的な構成作用であるように思われる」と述べ，「臨床行為そのものがある種の詩的構成行為でありうること」を示唆し，その際「臨床の詩学」[2,3]と称したものである。

　現実の臨床の厳しさや複雑さや困難を考えれば，「詩学」のような言辞などむなしい空論に過ぎぬといわれても仕方がない。しかし，これはやはりたんなる浪漫的言辞などではない。先にふれた樽味の論考にあったように，外来にやってくるあたかも期待などしていない患者へのごく素朴で抑制された言葉の持つ意味とは，あくまで医師としての樽見が，それでもなんらかの生きた「声」として患者に伝わることを願ってのことではなかったか。それは，意味としてはほとんど形ばかりであったとしても伝わりうる，詩的な響きや感受性を込めたものとはいえないだろうか。思うに，たんに患者は期待していないのではない。長く自らを苛んできた，もっともらしい強者の言葉を必要としていないだけなのだ。

『鉄塔家族』の斎木が，通奏低音のように描き続けた，取り立てて何も起こらない日常の細部，そしてごく身近にある小さな自然の営みへのこだわりとその細密な記述の繰り返し。私は，そのような記述を読み続けていて，ふとこれにはどんな意味があるのだろう，と思うことがあった。そういう意味ではとりたてて意味がないという気もした。しかし，彼（作者）にはこれが必要だったのだということが，彼の生の苦しみが見えたときにようやくわかったような気がした。

つまりこれは，言葉というより彼の声，自らのつぶやきに近い。意味によって彼に迫るような（現に彼に迫り続けてきた）強い言葉を，もはや彼は必要としていないのではないか，と私には思えた。だから彼の言葉は，しだいに現に在る「人」から離れ，ほとんど造作ない，表現の素朴さや簡素さへとひたすら傾いてゆくが。私はそれに惹かれたのだろう。

昭和初期の詩人，尾形亀之助の詩[4]もこれに似ている。たとえば次のような詩。

　　白（仮題）
　　あまり夜が更けると
　　わたしは電燈を消しそびれてしまふ
　　そして　机の上の水仙を見てゐることがある

　　花（仮題）
　　電灯が花になる空想は
　　一生私から消えないだらう

尾形という人は，もともとは造り酒屋で大地主という裕福な家の出であるが（その後没落），思うほど生きることに自由だったわ

けではない。もちろん彼の生い立ちにも十分責はあると思われるが，むしろ詩を書くくらいしか生きる自由のなかった人というのが当たっていると思う。

　最後には，生きるために働かなくてはならないというのなら餓死ということもでき得るではないかといって，実際，最期は衰弱死のようにして亡くなっている。ただし，彼はほんとうにそんな理屈で死んだとは私には思われない。彼にも多くの複雑な現実が，生活苦があった，妻との離別もあった。その上彼は，詩を書く自由ほどしか自由でない。

　こんな小作品（亡くなる前年昭和16年作の「浅冬」部分）がある。

　　「……昨日も一人の子はずぼんがひどくよごれたとかやぶけてゐるとか言って三日も学校へ行かずにゐることがわかり，私は腹を立てて胸をすっぱくした。私は寒くなることが怖くなった。妻が去って半年が過ぎたのだ。
　　靴底に泥を吸はせ，ぬれた靴下のはき心ちわるく，もう燈のともった街に役所を退けて，私は消残る夕焼の山の頂に眼をすゑて歩いているのだ。
　　子ども等は，足を冷めたがり寝床に入って私の帰りを待ってゐるだろう。私は小さい掌に饅頭などを一つずつ渡し，うっかり眠ってしまってゐる子の額を撫でてゆり起さねばならぬのだ。そして，夕飯を食べるのだ。」

　尾形の詩文の特徴も，ほとんど飾り気もなく詩とも思われないほどだが，それが詩であるという不思議である。つまり，それらはじゅうぶん人に届きうる言葉になっている（むろん受けとめ方はさまざまだろうが）。思い過ごしかもしれないが，これまで見てきた樽味も斎木（佐伯）も尾形も，言葉に対するある共通した

思い入れがあるように思われる。彼らは，言葉のある種のあり方に対して鋭敏だった。それは言葉の嘘や残酷とかいう部分であり，そういうものはもう「要らない」と思っていたのではないかと想像する。

私自身，ふだん話していて5つのうち1つくらいしかほんとでないと感じているので，誰と話していても，相手もそんなものかと思うと（これ自体まことに不遜なことだが）話もしたくなるということがある。それを考えると，定番のように自分の妄想を語り続ける患者と話す方がよほど人間と話したという気がする時がある。この事情は，ひょっとすると私の方だけでなく患者の方も同じではないかと思ったりもする。

さまざまな堅苦しい人間・社会関係で使われる言葉は時に荒々しく平気で嘘もつく。そのことを骨身にしみている多くの患者からすれば，彼らはそういう言葉をある種断念しているとでも言った方がよいのではないか。そして彼らは，詩の響きに近い（ある種無定型な）声だけを使うことで，少なくとも自身に嘘のない何かにすがろうとしているとも考えられる。私が，それを感じる時こそ，おそらく人間と話せたと思う瞬間なのかもしれない。

私は，精神を病む人々を，手前勝手で奇妙な理屈で早わかりしようというのではない。私はただ，意味を持つあるいは意味だけで圧倒する言葉（そんなものだけであるはずもないが）というものにある種の恐れを抱くだけなのだ。私は，こころ病んだ人々に，弱くある人々に必要なのは，いわば樽味の言うごとく言葉の「支持の層」のようなものではないかと思う。言葉の基層（はじまり）にあるはずの切実なつぶやきとしての声のことである。

それは，怒鳴り叫んでいてさえつぶやく声であり，粉々となった言葉の断片にさえ，なおそこに聞きとれる声である。それはあるいは「ない」のかもしれない。しかし，それを「ある」と信じ

ることで聞こえてくる声こそ，実は私たちを患者や臨床につなぎ
とめている力ではないか。また翻ってそのような声こそが，患者
や弱き人々にとっての，この社会というものへのささやかな抵抗
や存在の確かな証なのではなかろうかとも思う。

　『治療の聲』の「発刊によせて」において，中井久夫先生が，「治
療の聲は大声でしょうか，小声でしょうか」と問われ「小声の，低
音の声こそ静かに聴きたい」と述べられていたのを思い出す。私
は本論で長々と書き連ねながら，いま，ただそこに戻ったに過ぎ
ないと感じている。

　文　　献
1)　Katz, A. M. & Shotter, J.: Hearing the Patient's 'Voice': Toward a Social
　　Poetics in Diagnostic Interviews. Social Science and Medicine, 43(6),
　　919-931, 1996.（松澤和正抄訳・解説：患者の声を聞く：診察における社
　　会的詩学に向けて．In：生命・環境・科学技術倫理研究Ⅲ．pp.192-197,
　　千葉大学，1998.）
2)　松澤和正：経験の用法としての言語と臨床の詩学．In：松澤和正：臨床で
　　書く―精神科看護のエスノグラフィー．pp.234-263, 医学書院，2008.
　　（初出：臨床の詩学に向けて―精神科医療における臨床民族誌的接近と言
　　語．文化とこころ，2(3), 67-79, 1998.）
3)　森岡正芳：うつし―臨床の詩学．みすず書房，2005.
　　（この著作で森岡氏は，言葉のもつ根源的な力として「うつし」なる概念
　　を提示し，たとえば，さまざまな「場に生じるうつし合いを通じて，人
　　はそれまでとは違った意味空間を移りゆく。それは日常生活のなかに詩
　　的瞬間を胚胎するところとなる」と述べている。）
4)　尾形亀之助：現代詩文庫1005　尾形亀之助詩集．思潮社，1975.
5)　佐伯一麦：鉄塔家族．日本経済新聞社，2004.（文庫本・上下2巻，朝日
　　新聞社，2007.）
6)　樽味伸：統合失調症者への支持，に関する素描．In：樽味伸：臨床の記
　　述と「義」―樽味伸論文集．pp.71-81, 星和書店，2006.

第4章

ケアはいかにして
ナラティヴに出会うのか
──その困難さと容易さから見えるもの

1．人は何も語ってはいない

　人は語りあう存在だ。日々や仲間のあれこれについて，その喜びや悲しみのあれこれについて，ただひとり黙していることに耐えられない存在だ。自らが経験し見聞した出来事は，ある種の収穫であり重荷であり，いずれにせよどこかに運ばれるべきものなのだ。

　そして市場でその荷が解かれるかのように私たちは語り始める。しかし，その時私たちは，語りあう相手は誰で，何をどう語ろうとしているかについて，必ずしも多くを知り自覚的であるというわけではない。家庭や職場での日常的な会話でさえ，私たちは日頃の似たような状況や必要に応じて，かなりパターン化した話をつないでいるだけという場合も多いだろう。

　たとえば私は，看護師として，朝のラウンドで受け持ち患者のベッドサイドに立ち，昨夜の眠りや今朝の体調や食事摂取について尋ねる。私は，彼や彼女が，よく眠れたし問題はないと言い，あるいはまったく眠れず食欲もないと言ったりするのを聞く。私は，さらに血圧や体温や脈拍を測りながら，ほかに何か具合の悪いところはないかとか，今日の買い物や作業療法はどうするかなどと

いつもどおりの話をする。その反応や話しぶりを見聞きしながら，私なりに今日の患者の状態を判断したり考えたりするのだが，これらのことは基本的に日々のルーティン業務に属するものである。

　私はここでも，かなり定型的とはいえ，あれこれのやりとりを患者との間で取り交わす。時には些細な話題から実はかなり重たい内容の打ち明け話や不満・憤懣などに発展することもある。かと思うと，最初から最後までほとんど無言・無表情で，さっさと布団にもぐりこまれてしまうなどということも少なからずある。ただし，こうした発話や反応は，入院後の日々の個別的過程のなかに現れてくるものなので，会話や振る舞いのなかの一断片とはいえ，いつもの彼や彼女のあり様と重ね合わされ理解される。

　臨床的な意味で患者の語りを聞くとは，おおよそこうした日々のルーティンのなかで積み重ねられるものである。絵に描いたようなライフストーリーや身の上話に出会うのはむしろまれである。さらに自分の受持ち患者であれば，入院時の情報収集で一応の生育歴や病歴なども聞いていてある程度のことなら知っている。それ以上のことを聞くとすれば，何かの事情でその必要が生じたか感じられたかによって聞かれるにすぎない気がする。事細かに本人の記憶や過去を遡りながらそれをケアに役立てようなどという「野心」は，容易でも実際的でなく，むしろ有害ではないかという自制がまず効くからではないだろうか。

　こういう臨床の場にいる（正確には「いた」）経験からすると，そもそも人は容易には語りえないものだという思いが強い。それに看護師である私自身もその例外ではないのだから。そう考えれば患者はなおのことのように思えてならない。語るという行為は思いのほかさまざまな条件や環境を要するもの，という印象を抱く。よどみなく（あるいは滝のように）流れる語りは起こらないではないが，そうしたものはかえってかなり表層的にしか聞こえ

ない，むしろ自ら閉ざしていると感じることも多い。

　だからといってすべてがそうだというわけでもないが，よくいう「ナラティヴ」や「ナラティヴ・アプローチ」なるものが，ごく自明のように，研究においても実践においても盛んに流布しつつある現在，私は，その奇妙な明るさや明快な有用性の主張にどうしても強い違和感を感じてしまう。

　患者にインタビューをしてみた，あるいは語りに耳を傾けるようにした，などというものが「ナラティヴ・アプローチ」の始まりだとしても，多くの場合それは患者たちにとって，知ることも知られることもなく過ぎ去った声と視線の数々にすぎないように思えてならない。それによってわかりあえるようになったなどという評価があったとしたら，その評価こそが，「語りえない患者の語り」からますます遠ざかった証拠に違いないと思う。

2．語りの不自由さについて

　私は，臨床において「ナラティヴ」にさほどの意味がない，とまで言うつもりはない。しかし，少なくとも「話すこと」や「語ること（語り）」という言い方でも十分やっていけるのではと思う。実際，それが邦訳なのだから当り前のことではあるが。わざわざナラティヴなる謎めいた外来語で研究論文を書いたり実践したりを多少とも見てきたなかでは，ナラティヴである必要をしみじみ実感したものはかなり少ないという感がある。

　そこで，いつも考えねばならないのは，結局「ナラティヴ」や「ナラティヴ・アプローチ」なるものが，いったい何ものなのか，という素朴かつ率直そしてかなりひねくれた問いである。たとえば，研究の半構造化インタビューでこう語ったからそれはナラティヴなんだ，こんなふうに患者の語りを聞いたからそれはナラテ

ィヴの実践なんだ，ということでもかまわないが，それなら今ま
でどおり「そういうお話を聞きました」で十分ではないかという
ことである。もちろん，学術外来語が，こちら（日本語）の手垢
にまみれた日常語にすんなり移せないのは，その外来語が学問的
問題意識のなかで特段の意味や役割を帯びて生まれてきたからに
ほかならない（このことの中身については他の論文等に詳しいで
あろうからここではこれ以上触れない）。

　それにしても，この術語にかかわる研究的・実践的側面を言い当
てることは，ことのほか困難に感じられてならない。それは，こ
のナラティヴなるものがひとひねりも加えずに「語り」と訳せて
しまうからであろうか。この術語そのものに向き合って，その意
味するところに苦しむ（問う）という姿勢が，ごく薄くなってし
まう弱みが確かにある。

　私自身，臨床においてこのナラティヴなる言葉に出会い触発さ
れ，ある意味私にとってのナラティヴ探しから研究を始めた者と
して，ナラティヴを矮小化するつもりもない。ナラティヴそのも
のに非があるわけでもない。あるのはそれを真に臨床実践的術語・
方法として説得力あるものになしえていない現状の方にある。そ
んな意味もあって，私は冒頭から，「人は容易に語らない」とか，
「すらすら語るなんてどこか不自然だ」などと語りの困難さや重さ
を，必要以上に強調してきたところがある。これは確かに一方的
な物言いだが，語りをよりマクロな視点から見た時，その自明性
を疑わねばならない幾つかの議論があるのは事実だ。

　たとえば江口 [3] は，Billig [1] による言語の表出機能と抑圧機能を
援用しつつ，語りが常に（その抑圧機能によって）「画一的な語り
口や解釈に行き着いてしまう危険性」を指摘し，なかでも治療者
の持つ精神医学・心理学的中心主義（イデオロギー）がもたらす
語りへの抑圧的な影響力を論じ危惧している。また辻内ら [11] は，

「ナラティブ・アプローチの佇うさ」と題して，従来医学批判としてのナラティヴという視点に留意しつつも，ナラティヴが「臨床専門機関で行われるとするならば，そこで語られるナラティヴは常に「強い文化」（＝医療・医学）のもつ権力性から免れることはできない」し，「医療者にとっての自文化である「強い文化」を脱構築することは至難の業」であろうとして，「弱い文化」としての病者のナラティヴの困難さについて論じている。

　さらに，Butler[2] は，「自分自身を説明するとは何か」という問いのなかで，語りのもつ他者性について言及し，もしそれが失われるなら『語る「私」は，その語りを誘導することが不可能であると知り，語りが不可能であり，なぜ語りが挫折するのかを説明することができないと知る』と述べる。しかも Butler[2] は Laplanche[7] を引きながら，この他者性の源泉とは，「環境から子供に課され，どんなすばやい適応も不可能な制圧的で支配不可能な原初的刻印」であり『「私」はその最も基本的な衝動において，自らを自分自身に対して疎遠なものとして見出す』ものであり，こうした「自らを疎遠とする欲望」や「不透明性」こそ自分自身の欲望の前提条件であり，さらにはそこに「私」の有限性としての逃れがたい社会性が存在するのだという。

　上記の議論をたどってみる限り，語りとは実に不自由な（ままならぬ）もの，という印象を受ける。言語表現自体がすでに固有の規則性や形式性をもち，歴史的・文化的な文脈に位置づけられるがゆえに，語りはすでにそうしたフォーマット（様式）から自由ではない。さらに言葉は，個人的でローカルな用法から，より専門的・学問的な術語の体系にまで展開され，それぞれの思考過程や価値観までにも大きな影響を与えることになる。そこには当然，患者と医療者という非対称な力関係が存在し，語りのあり方に基本的な構図を生み出さないとも限らない。あるいは，そもそ

第4章　ケアはいかにしてナラティヴに出会うのか

もこうした非対称性とは発達や自律（欲望）の前提条件として終始形づくられ作用し続けるものであって，その限りにおいて語りとはすでに所与であり「不可能」であるともされるのである。

　私は，こうした論点を否定しないばかりか，日々，似たようなことに悩まされ，同じような反応や対処しかできない日常の不自由を考えただけでも，首肯しないではいられない。臨床における語りの多くも，おそらくこのようなさまざまな形式的・反復習慣的，さらにはイデオロギー的「限界」にとどまるしかないのは事実であるに違いない。しかし，このようなある種の宿命論をどれほど述べ立てても，現に生きている人間とその現実は，これら前提とされる限界の上にすでに築かれているのであり，むしろそこから出発せざるを得ないことは自明であろう。

3．「自分の似せ者」として語りのあり方について

　数年前，教員として精神看護学実習の指導に出ていた時のことであるが，特別変わったことでもないのに，印象に残っていることがある。

　その時は，実習中の学生をつかまえようとしてある慢性期の病棟を訪れたのだったが，患者と外出にでも出かけたのか，誰も見つからなかった。帰ろうと思ってデイ・ルームを通りかかると，4人がけの机にぽつんと初老の男性患者が座っていた。背中はまっすぐ立っているのに目は閉じていて，ほとんど歯のない口から独り言のような声がもれ出ている。彼に面識はなかったが，独り言に引きとめられた気がして，ちょっと座っていいですかと聞いたら，目を閉じたまま頭を縦にふった。

　そこで話したのは，ほんとうにあいさつ程度のとりとめもないことでしかなかった。いつも学生がうるさくしてすみませんから

61

始まって，そうですか，先生ですか……などと受けてもらいなが
ら，少し薄眼をあけて私の方を見てくれる。その内，どこのご出
身ですかと尋ねてみると，私？　あっち，海の方でね，魚がうま
いんだよ。このところ食べてないな。刺身食べてみたいもんだな，
などとおっしゃる。それから，イチゴの話。イチゴはおいしい，み
んなで行ったことがある。バスで一日かけて行って，たくさん食
べてよかった。院長先生も一緒でね。……姉がね，いるんだけど
来ないんだ。湯呑み持ってきてくれることになってるんだがずっ
と来ないね。どうしてだろうか。湯呑みを焼くのは得意なはずな
んだが……などと話がぽつぽつと途切れ途切れで，しかも，小さ
な不明瞭な声なので聞き取るのもたいへんだったが。半分以上は
想像しながら，いま，魚，イチゴ，湯呑み，みたいな話題だけを
頼りにともかくも聞いては返し，また相づちを打ったりして。20
分ほどの何の特徴もない会話だった。

　そのあと，なぜかいつもとは違う印象を持った。うまく言い難い
が，互いにそこそこ（こちらは聞き取りに苦労しつつ）話しなが
らも，ふと「彼はいったい誰と話していたのだろう」という奇妙
な疑問を感じたのである。私は彼の斜め横に座っており，ただで
さえ薄眼しか開けない彼だから，もともとお互いに印象そのもの
が薄い。しかし，それ以上に，私と彼の（話し合う）関係のごく
普通の実感のようなものが乏しいと感じた。それが不快であると
か不満であるとかいうのとはまったく違う。むしろ，互いの圧力
なき疎隔感とでもいおうか。彼は確かに私と語っていながら，ま
るでそこにはいなかったかのような「不在感」と「不可視」が残
るのみなのである。

　思えば，この時の感覚というのは，多かれ少なかれ，ケアにおい
てもほとんどの人間関係においても，かなりの程度で伏在する感
覚ではないかとその後考えるようにもなった。この状態とは，互

いに会話しつつも，モノローグ（独語）ともダイアローグ（対話）とも言い難いような中間的な状態で，いわば，「自分の似せ者」である自分や他者に話しかけてでもいるかのような関係とでもいうべきものである。「自分の似せ者」というからには「自分の本物」があっていいはずだが，ここで「自分を似せる」とはとりあえず「自分の感覚で自分でないものに自分を似せる」というほどの意味である。つまり，自分でありながら自分でないような自分が語ったり，他者をそのような「自分の似せ者」とみなしながら語るということである（この場合，「自分の似せ者」は他者や第三者に近い「自分」ということにもなる）。

　冒頭で，人は容易に語るものではないとか，すらすら語ることの不自然さなどを述べたが，その場合，私がまず想定するのは，この「自分の似せ者」状態にとどまっている病者の姿である。精神疾患のみならず多くの慢性疾患を患うことの苦しみは，理論的な段階論のように経過すればともかく，多くはその人の生の過半を絶えず覆い浸透してくる濃い影のように作用する。

　それは，動揺と疲弊をもたらし続ける闇であって，その不安や怖れから一時的にも逃れさせるのは，ある種の虚構や脚色であり，自分でありながら自分そのものとは違う似せ者を，自分や他者に読み替えて振る舞うことではあるまいか。これをさらに否認や抑圧などの防衛機制と類似のものとすることも可能かもしれないが，当面は，語りの持つ苦境の表現形の一特性として提起することも可能と思う。すると，多くの語りとは，どこかで自らの苦悩を回避するために別の似姿を作り出す，その複雑な（おそらく社会的な視点も含まれた）プロセスそのものかもしれず，私たちはそこに立ち会っているという理解も可能だろう。

4．語りの困難さと自由について

　Kleinman[6] の名著『病いの語り』の第 2 章には，若年性（Ⅰ型）の糖尿病を発症したアリス・オルコットの事例が紹介され考察されている。私は，最初通読した時にはさほど関心も持たなかったが，いくつかの奇妙な（私にとっての）特徴に気づいてからは，慢性の病いを生きることの意味を深く考えさせる大切な事例となった。

　この事例の特異さは，アリスの 40 年近い糖尿病とのたたかい（か共存）のなかで見せる，生活と治療への独特で秘匿的ともいえるスタンスの取り方である。

　アリスは，10 歳でこの病いを発症し，10 代は病状のコントロールができず，年に少なくとも 1 回の入院を余儀なくされるが，高校などでは課外活動に積極的に参加している。大学に入り，生家を離れると病状は安定するが，卒業後間もなく結婚し，主治医からは子どもはつくらないよう説得されていたが即座にはねつけて 2 子までもうける。しかし，もともと大家族を望んでいた彼女は，この（2 子までもうけるという）判断を「最初の重大な喪失」と悔やむようになる。

　すると，20 代は，ほとんど自らの健康状態にも注意も払わず，常軌を逸する活動力でさまざまな仕事や遊びや家事をこなすようになる。そして 30 代に入ると網膜症が進行するが，自らその事実を否定し長く医療にかからず，ついには視力障害から職を失う。また 40 歳に入ると今度は足指の壊疽が生じるが，これも医療にかからず自分で処置するなどしているうちに切断に至る。40 代半ばには狭心症を発症し，治療と副作用による疲労と衰弱により，はじめて家族に苛立ちや落ち込みを表出するという変化が訪れる。

第4章　ケアはいかにしてナラティヴに出会うのか

さらにまもなく，足踝部の潰瘍が悪化し左下腿の切断に至る。

　この頃からKleinmanは精神面でのサポートを行い，しだいに安定するなかで，「……先生も，他のどの人も，私に代わって，それを食い止めることができないし，コントロールもできないし，理解することもできないんです。先生，私に必要な勇気を与えていただけますか？」（傍点は筆者）というアリスの声を聞くことになるが。ほどなく，彼女が元気を取り戻すにつれて，特徴的な否認が現れ，再び自分の問題にはふれなくなってしまった。

　この事例の主要な流れとしては，アリスの10代から20代にかけて，病状を抱えながらその存在を無視するかのような過活動状態であり，その後，医療をあえて避けるような振る舞いから，さまざまな重篤な合併症を引き起こし下肢の切断にまで至るようになることである。その危機的状況のなかで，初めて彼女は自身の苦しみを表出し，Kleinmanにもすがるような内心を訴え露出するのだが，ほどなく「元気を取り戻すと共に」再び自分の問題を遠ざける彼女に戻っていく，という展開となっている。

　経過を見ていると，特に若い年代における慢性疾患への葛藤状態の深刻さや複雑さは想像を絶するものという印象を抱く。そのような日々の繰り返しのなかで，自制や医療的管理というものにさえ距離を置き，自身の現実を歪曲し偽るかのような自分に変わっていく。つまり自分にとっての「自分の似せ者」となりながら，現実との直面化から逃れはするものの，その屈折した意識のなかでは，なんらかの理由でひとたびその殻が破られれば，すぐさま生々しい苦悩の語りが露出してくる。そのような「自分の似せ者」に自分を置きかえながらも生き抜こうとする姿が，何とも痛ましくまた人間のある種の強さや自由さえ感じさせずにはおかない。

　ただし，Kleinmanの治療的関与によって一時的に露出したアリスの語りは，やがて彼女の回復と共に，再度「自分の似せ者」の

65

語りへと逆戻りしてしまう。これを以って, Kleinman に助けを求めた彼女の方が真の姿であり, 自らの病いを無視する彼女が「似せ者」であるとするのは早計にすぎるだろう。むしろ, いずれもが彼女の姿であるがゆえに, その苦しみはより深く推し測るべくもないものに思える。

その意味でも, 臨床における語りとは, すでに言葉（の単なる意味や形式）以上のものであることは明らかであろう。個人の語りに内在する歴史的・文脈的な苦悩の経験を再構成しつつ, その語りの特殊個別的なあり方を理解することなくして, 語りの真の訴えや意図を聞き取ることは困難であるに違いない。

5. ケアはいかにして語りに出会うのか ——方法としての語りにむけて

「ケアはあるいはケアする人は, はたして語りに出会うことができるのだろうか」という問いに対して,「それはおそらくまれにしかできない」と考えるのは, やはり悲観的にすぎるだろうか。しかし, ナラティヴを標榜し, 臨床実践や研究に用いようとするなら, それくらいの気持ちでいたほうがよいのではないか, という気がしてならない。

私は, ナラティヴを, それほど深遠な概念や方法だと思い込んでいるわけではないが, 人が病いのなかで語るということは, すでに述べてきたように, ほんとうはたいへんなことであり, それぞれに勇気のいることであり, うまく口にできない人もたくさんいるということを, どこかでこころに留めておくべきでないかと思う。

語る当人は, すでにさまざまな心身の負荷を有する病者であるから, 病状によっては言葉そのものが基本的に負担であり重荷で

第 4 章　ケアはいかにしてナラティヴに出会うのか

あることも多いはずだ。そんな時の語りは，ほとんどため息か，一言二言の寡黙か，言葉にもならない断片などになってしまったり，非現実的な語りや執拗に反復される語り，冗長でわかりにくい語りや，逆にうわべだけの実感の湧かない語り等々，容易には受けとめ難い語りや言葉が臨床には多く存在する。「ナラティヴ」というのは，基本的には，そういう，「弱く離れ離れで理解が困難な語りや言葉のひとつひとつを大切にする，あるいはそれを見つけようとする」ことがまず第一の出発点ではないかと私は思う。

　私はかつて，上記のような出発点からたどる臨床への視点を，Katz と Shotter [5] の「社会的詩学（social poetics）」を援用して「臨床の詩学」と称した。そのなかで，「厳しい臨床のなかで途切れ，孤立し，対立する声たちを，それぞれの（個人の）経験という異質な地平において，わずかな接点でつなぎ留めていくことができるのは，この詩的なあるいは美的な構成作用である」[8] として，臨床行為がある種の詩的構成行為でありうる可能性について述べた。同様な論点は，森岡 [10] による「うつし」という詩的想像力や働きを中心に据えた臨床的試みや，春日 [4] による日常臨床に伏在する言葉への鮮やかな詩的感性と知恵の実践とも，つながっているような気がする。

　しかし，これらをどんな実践概念あるいは方法として提起することができるのか，できないのか。たとえば「臨床での言葉や語りを詩を読むようにして聞く」では，およそとりつく島もないだろう。「詩のように時に断片的・象徴的で理解が困難でも，詩の表現がそうであるように，何かを密かに切に伝えようとする言葉として向き合う」であれば，少しは伝わるだろうか。そして，この向き合う行為には，ともかくも相手の苦境や苦悩のいくばくかを自らの重荷として「引き受けようとする」「語り－聞き取る」倫理的姿勢がなければ，語りは単に解釈の対象にすぎず，語りのなか

67

にある（というかむしろそこに表現されえない）「声にならない声」を受けとめようとする，ケアの本質的実践としての意味さえ失ってしまうだろう[8,9]。

それでも語りは，必ずしも自分自身や他者の理解に関する素朴で有用な方法とは限らない。先にも述べたとおり，語りは，さまざまな形式的・イデオロギー的限界や「自分の似せ者」などをとおして，自分や他者を（さらには社会を）疎隔し変貌させ，自己を新たに表現し保護しようとするものでもありうる。

語りは，常に多くの視点や背景を取り込みながら，表現におけるある種の危機状態にあるといってもいい。そのような危機や限界のなかにおいてさえ生まれる病者の語りとは，なおそれゆえに苦しみの拡がりや核心を映し出すものとなる可能性が高い。その意味でも，臨床で比較的容易に聞くことができる（とされる）多くの語りにおいても，それがいかに多くの背景や制約のなかにありながら，切実な生きた声として私たちに届けられようとしている（届こうとしている）か，という事実に気づくことは，語りへのより本質的な理解と実践の方法を生み出す大きな力になると思われる。

文　　献

1) Billig, M.: Freudian Repression: Conversation Creating the Unconscious. Cambridge University Press, 1999.

2) Butler, J.: Giving an Account of Oneself. Fordham University Press, 2005. （佐藤嘉幸・清水知子訳：自分自身を説明すること―倫理的暴力の批判. 月曜社 , 2008）

3) 江口重幸：精神科臨床になぜエスノグラフィーが必要なのか. In：酒井明夫・下地明友・宮西照夫・江口重幸編：文化精神医学序説. 金剛出版 , 2001.

4) 春日武彦：臨床の詩学. 医学書院 , 2011.

5) Katz, A. M. & Shotter, J.: Hearing the patient's 'voice': Toward a social

poetics in diagnostic interviews. Social Science and Medicine, 43(6), 919-931.

6) Kleinman, A.: The Illness Narratives: Suffering: Healing and the Human Condition. Basic Books, 1988.（江口重幸・五木田紳・上野豪志訳：病いの語り―慢性の病いをめぐる臨床人類学．誠信書房, 1996.）

7) Laplanche, J.: La pulsion et son object-source: Son destin dans le transfer. In Le primat de l'autre en psychanalyse. Flammarion.

8) 松澤和正：経験の用法としての言語と臨床の詩学．In：松澤和正：臨床で書く―精神科看護のエスノグラフィー．pp.234-263, 医学書院, 2008.

9) 松澤和正：語りはなぜ可能なのか．In：松澤和正：臨床で書く―精神科看護のエスノグラフィー．pp.264-278, 医学書院, 2008.

10) 森岡正芳：うつし―臨床の詩学．みすず書房, 2005.

11) 辻内琢也・中上綾子・鈴木勝己：ナラティブ・アプローチの危うさ．緩和ケア, 21(3), 266-271.

第5章

精神科看護のための物語

——臨床民族誌的思考と記憶

1．はじめに

1）テレホンカード

　一枚のテレホンカードがある。自宅の机の引き出しを開けるたびに，そこにあるのがはっきりとわかる位置に。いったいいつからそこにあるのかよく思い出せない。なぜそこに置かれることになったのかも。ただ，それを長くそのままに放置して捨てられず，また捨てようともしない自分がいる。そのテレホンカードには，サインペンで○○という，かつて関わったことのある患者の苗字が記されていた。

　彼と初めて病棟で出会ってから，すでにもう10年近い年月が経っているはずだ。私がその病棟に配属されてまだ間もない頃，私は日々の処置（包帯交換）で彼のところに出向くことが多かった。彼はいつも，布団をかぶり体を丸めたまま横になっていた。彼の名を呼びお願いしますと声をかけると，彼は一言も発せず，ぶっきらぼうにただ体を回してお尻をこちらに突き出してきた。そして，ちょうどお尻と腰の間に貼られた，大きなガーゼを剥がすと丸く落ち窪んだ創部が現れた。もう少しで仙骨にも達しようかというかなり重度の褥創だった。

第5章　精神科看護のための物語

　彼は，すでに1年ほども前に，激しい緊張や興奮を伴った状態で
入院してきていた。まだ20代前半の彼は，その後も興奮や怒りを
あらわにしながら，医師や看護スタッフとも対立しつつ，長く厳
しい入院生活を送ってきたらしかった。けれど私が彼の前に立っ
た頃には，そんな嵐のような時期はすでに過ぎ去っており，彼は
ただ疲弊しひたすら内閉しているかのように見えた。ただし，無
言のまま僅かに唇を尖らせながら，恨むようにしてこちらを流し
見る視線を感じるたびに，私は彼のなかにある怒りや孤独を強く
感じていた。

　彼の褥創処置を長く続けるあいだに，私たちは一言二言としだ
いに言葉を交すようになっていった。そのうちに，互いにだいぶ
打ち解けるようにもなって，好きなことや子どもの頃のこと，家
族のことなどを話すようにもなっていた。とくに彼は，好きだっ
た野球のことを話し始めるといきいきとしていかにも楽しげだっ
た。小さい頃（離婚して今はいない）父親といっしょにしたキャ
ッチボールや，高校時代の野球部での活躍や厳しさ等々，話すう
ちに熱がこもって自然と笑みがこぼれることもあった。

　けれどそうしていてさえ，彼の目には否応なくある寂しさが宿
っているように思えた。どこかで何かを断念しているかのような
乾いた虚ろさのようなものだが。退院の日，彼は，自室で荷物の
整理をしながら，迎えに来た（やたらと威勢のよい）母親に，何
事かをこっぴどく叱責され言い込められていた。いつもあんなな
んですよ，と苦笑しつつ力なく私に話しかけながら，彼は扉の向
こうに出て行った。

　それから何カ月後だっただろうか。階段の踊り場で私は彼に呼
び止められた。外来の診察を受けに来たところだという。大丈夫
です。元気でやっています，と彼はだいぶ晴れやかな表情で答え
てくれた。病棟にいたときよりずっとすっきりした表情に見えた

71

が，そのあまりにこだわりのない口調がかえってよそよそしく鬱屈したものを感じさせるように思えた。そして1カ月ほども過ぎた頃だったと思う。外来看護師伝いで彼の突然の訃報にふれたのは。自死だった。私は，彼との久しぶりの再会の後で，それじゃあと言って帰っていく彼の横顔をすぐに思い出した。薄くやや青ざめた頬や唇の影と共に，サングラスの奥にあったその瞳の柔らかく閉じた光を。

　その後，彼のテレホンカードが，どうやって私の手元に残ったのか，いまだに判然としない。ただ，そのテレホンカードの名前から明らかなのは，入院中に何らかの理由で自己管理が難しくなり，一時看護室預かりとなっていたであろうことである。しかもそのカードはすでに使用済みのものであり，真ん中から折り曲げられた跡さえあるので，私はどこかでそれを見つけて捨てようとしたのかもしれない。ただし，その時捨てられなかったのは，やはり彼がすでに亡くなっていたからであるに違いない。なぜなら，それからもずっと，そこに記されていた彼の名前ゆえに，結局捨てることができなかったからだ。

　患者の死は，精神科看護のみならず看護にとっては否応なく起こりうることだ。直接それに立ち会うこともあればその前後の勤務であったり，あるいはこの例のように退院や転棟の後に人伝てに聞くだけのこともある。けれど，確かにその衝撃の度合いは個々に違うものの，死にまつわる喪失感や恐怖感はその都度の特別な経験である。一般にいう専門職（特に終末期ケアなど）の慣れや平静とは，「にもかかわらず」職務や業務としてのケアを遂行し続ける必要から要請されるあり方に過ぎない。衝撃の多くは時の作用によって無害化されてゆくものの消え去るわけではない。むしろ，こころと体に静かに沈殿して，持続的な緊張や覚醒をもたらすように思える。

これはたとえば，より極端なかたちをとれば，燃え尽き症候群や二次的 PTSD の文脈で考えることも可能な現実の一部であろう。事実，それは時に避けられない……。ただし，だとしたら私はなぜ，一枚のテレホンカードなどにこだわり続けるのだろうか。ある種の外傷としてその記憶を抱えているのなら，むしろそれを早く意識の外に置くほうが得策であるに違いないのだが。私にはなぜかそれがためらわれるのだ。

2）倫理的証人と記憶の復唱

Kleinman は，その著書のなかで，治療者と患者との関係を論じつつ，「治療者は，患うという領域において患者と共に存在しようとする。一方，患者は自分の生活世界を，彼らの共同の探求に向けて積極的に開くのである。治療者は，精神的に立ち会う倫理的証人（a moral witness）になるが，裁いたり，操作したりするわけではない」[10]「……痛みの証人たちの物語（つまり，家族や治療者や調査者の物語）が痛みに満ちた生き方にとって不可欠なのである」[11] と述べている。

Frank は，重篤な病いに苦しむ人々が，自らを survivor：生存者と称することにふれて，むしろ witness：証人と呼ぶことの意味を論じている。つまり「生存という概念には，生き延びるということ以外になんら特別な責任が付随しない。しかし，証人になるためには，起こったことを語るという責任を引き受けねばならない。証人は，一般には認知されていないかあるいは抑圧されている真理に証言を与える。病いの物語を語る人々は証人となり，病いを道徳的責任へと転換させる」[3] のだという。

ここで，Frank は患者本人を証人と呼び，Kleinman は患者に関わる者たちを倫理的証人と呼んでいる。また，それぞれが「証人」に込める意味も一様ではないが，それらが単に何事かを証明する

73

ための証言やその証人という，型どおりの意味合いでないことは
明らかであろう。とはいえ，この証人という言葉は，病者や医療
者に関わる言葉としては，確かにだいぶ唐突で生硬な印象を与え
る。病者の苦悩に満ちた経験やそれに立ち会う者たちに，証人と
しての何らかの役割や責任を求める姿勢とは，皮相な見方をすれ
ば，個人レベルからより社会的な次元への覚醒を求めるかのよう
な，ややイデオロジカルな主張を感じないわけでもない。

　もちろん，Kleinman のいう倫理的証人とは，まさに病者の前に
立つことによってしか受けとめられない生の事実性に関わるもの
であり，しかも，その事実性とは証人の物語をも必要とするよう
な何かなのである。その限りにおいて，証人のもつ意味は，病者
の苦悩の経験に対する切実な共感や現前そのものにとどまるのか
もしれない。ただし，それでもこの「証人」という言葉の持つ力
によって，病者とそれを前にした者との関係は，特有の文脈へと
流れ出てゆくように思える。

　Frank は，このような証人のする証言の持つ意味について，次
のように述べている。

　　「……いかなる分析も，証言を"整理してしまう"ことなどできず，
　常に分析可能性を超えてあるものをじっと凝視するところにとどま
　る。その上でさらに証言されるべきものこそが，本当の現実として
　あり続けるのであり，結局のところそれに対する義務こそが重要な
　のである」[4]，
　　「……かくして，証人は他の証人を生み出す。この証人という言葉
　の持つ特別な性格は，それが外に向かって同心円状の運動を引き起
　こすという点にある。誰かが他の誰かの証言を受け取った時には，そ
　の人が次の新たな証人となっていく」[5]

　こうした証言あるいは証人の意味づけとは，いったいどのよう

なことになるのだろうか。やはり，病者としてあるいはそれに同伴する者としての，責任や自覚や義務といった社会的視野へと連なる言葉なのだろうか。それによって，病者も同伴者もわずかに自らの苦悩を相対化し社会化できる契機や意図や意味を見出せるということなのだろうか。しかし，Frankのいう証言の分析不可能性やある種の身体性に込められた存在論的な意味は，誰に対するあるいは何に対する責任や自覚や義務なのか，という問いのなかでさらなる問いへと迷い込んでしまうように思える。つまり，たとえば病者の前に立つ倫理的証人（a moral witness）は，さらに誰の前でどのような証言を行おうとするのだろうか。

　……私にはよくわからない。けれど，私には，そのようにして病者の前に立っている自分の姿を想像することはできる。病者そのものへの意識とは別に，誰かに何かを伝えようとしている自分を感じることはおそらくできる。たとえば，それは私にとって，先の「1枚のテレホンカード」へのこだわりというものと，どこかでつながっているような気がしてならない。

　人はなぜ，さまざまな出来事を記憶し意識にとどめ，あるいはまた想起しようとするのだろうか。それは，なんらかの必要性や意図のもとに意識的になされる場合もあれば，日々の日常の積み重なりのなかでほとんど無意識的にくり返される場合もあるだろう。けれど，私たち医療者が，厳しい医療の現実を経験しそれを記憶にとどめようとする時，それはどんな意味をもっているのだろうか。もちろん，その大半は業務上の必要そのものであるに違いないが。それらの記憶のある部分は，もともとの意図や文脈やその内容をしだいに忘却・変形させながらも，なおある種のこだわりのなかで長く残存し続けることがあるのだ。

　私は，もともと記憶力がよいわけでもなく，また毎日日記をつけるようなこともしていない。部分的に臨床研究のテーマとしてメ

モなどを取ることはあってもそれとてたいへん限られている。に
もかかわらず私は，折にふれてくり返し想起するあるいは想起し
ようとする一連の記憶があった。

　ある日常の出来事や風景などからふとある患者の記憶やイメー
ジが呼び起こされると，その他の記憶すべき患者の名前や顔をざ
っとおさらいしてみないではいられなかった。もちろんその意識
の背景には，いわく言い難い後ろめたさのようなものや外傷に近
い衝撃の名残りなどがあるに違いない。それゆえ，なかばそれら
を遠ざけようとしつつも，それができないでいるだけなのかもし
れない。だとしても，それだけでは，なぜ私がそれらの記憶を「復
唱」し続けるのかを説明することはできないような気もする。や
はり私は，Kleinman や Frank のいうような「証人」としての自分
を，なかば感じ取りこだわり続けているのだろうか。

　ともかくも私は，ここで，私のイメージのなかでくり返し想起さ
れ，あるいはそのたびに忘却され断片化され脚色されてきたはず
の，短い物語の幾つかをなんとか言葉に変えてみようと思う。そ
れはすでに「一枚のテレホンカード」から始まってはいるのだが。

2. 5つの物語

1）ピーナッツ袋

　私が彼のことを思い出すとき，決まって現れるのがピーナッツ
の袋だ。皮むきピーナッツの袋を抱え，前のめりになって，ほとん
どその顔も見えないほどうつむきながら，外来待合室に続く廊下
の長椅子に腰掛けていた彼の姿。私が，そこを通りかかって，○
○さんと声をかけると，だいぶずれ下がった大きな黒縁メガネの
すき間から僅かにこちらをのぞき見ながら，禿げかかった頭をゆ

第5章　精神科看護のための物語

っくりと上下させる。彼はよくその場所にいた。そして，いつも皮むきピーナッツの袋を抱えてピーナッツを食べていた。

　そのような姿を，何度も目していたからであろう。彼を想起するときの私には，前のめりの姿と彼の手に握られていたピーナッツ袋がまず浮かんでくる。そのうちに，私からの声かけに対して，彼がまださかんに話しかけてきた頃のことなどが，少しずつ思い出される。

　こちらに顔を向け，人なつこいいつもの笑顔をみせながら，「元気ですよ。○○さんは？」と答えてくれていた彼だったが。ある日，唐突に「きびしいんです。ほんとうにやんなってしまう」とあからさまに病棟師長を非難する言葉なども聞かれるようになって。やがて，声かけにもろくに答えてもくれない彼の姿を見ながら。どうしたのだろうと気遣いつつ，私は彼の前を通り過ぎていくだけだった。

　それでも，彼の手には，いつものピーナッツ袋があり，うつむきながら，一粒一粒を口に運んでいた。それから，どれだけの月日が流れたのか私にもよくわからない。ただ，彼が亡くなったことだけは確かなのだ。ある日，誰からともなくもたらされた話によれば，彼は病棟の窓ガラスに頭から突っ込んで亡くなったというのだ。

　私は，彼を思い出すたびに，彼の手にあったピーナッツ袋を思い出す。そして，その記憶のなかのピーナッツ袋を見ていると，それを大事そうに抱えていた彼のがっしりした手掌や，ずり下がったメガネや，禿げかかった頭の特徴などが，次々と思い出されてくる。私が，彼のいる病棟に勤務していた頃，駆け出しの看護助手にすぎなかった私に，彼はさまざまな苦労話や思い出話をしてくれた。私は，彼の大学時代の初恋話が好きで，いったいそれを何度聞いたことだろう。その時の彼の笑顔や，そり残したひげの

77

精神看護のナラティヴとその思想

一木一本までが，その話と共によみがえってくるのを感じる。

　2）青白い腕

　彼は，まだ若かった。けれど，下あごに浮き上がった青いひげの毛根が，すでに少年ではないことをはっきりと表していた。彼の部屋を訪れ，閉め切られたカーテン越しに声をかけると，彼はいつものように不安げな表情を浮かべながらカーテンを開け，痩せ細ったその体をすうっと現してきた。

　睡眠や食事や排泄などの状態を尋ねると，いつも小さく震えるような声で「大丈夫です。変わりありません」などと答えていた。その時，彼の痩せた体からわずかに差し出された細く青白い両腕は，さらに中空で軽く手を合わせながら，小刻みに震えるのが常だった。その弱々しさと絶え間ないおびえとが印象的な患者だった。

　その彼が，ある日，作業療法に出たまま，どこにも姿を見せないということに周囲が気づき，総出で捜す事態となった。私もその時，かなりの危うさを感じながら病院の周辺を走り回っていた。そして，ある大通りに面したビルの前に来たとき，そこにはすでに救急車が赤い警告灯を明滅させながら駐車していた。私が慌ててそちらに走り出すと，にわかに救急車はサイレンを鳴らしながら走り去ってしまった。その跡に，私は，赤いゼリーのようなものが点々と散らばっているのに気づいた。

　事態は最悪の結果となった。救急車で搬送された彼は，その病院で息を引き取ったという知らせがまもなくもたらされた。その後私は，担当の看護師長から，ポリバケツや箒やデッキブラシやゴム手袋などを用意するように言われ，それらを持参しつつ現場に出かけた。中年のベテラン看護師長は，ゴム手袋をはめながら，だいぶ軽い口調で「それでは，慌てずに，ゆっくりとやりましょ

うか」と私に声をかけた。私は，状況を理解しなんとか平静を装ってはいたが，どこかで現実感が薄かった。

　目の前には，鮮やかな真紅のゼリーが点々と散らばっていた。私は，それらを箸でポリバケツに集め，また残ったものをゴム手で直接つかんだりして回収した。私は，凝固した血液のもつ，まるでゼリーや豆腐のような感触を感じながら淡々と作業をした。

　後日，私は，この事故に関わるカンファレンスで，彼が親からひどい虐待を受けて育っていたことを（看護師であるにもかかわらず）ようやく知った。彼の痩せた体とおびえ続ける意味が急に目の前に押し寄せた。私は，彼がいつも手をあわせるように差し出してきた青白く細い腕が，あの鮮やかな赤い凝血塊の感触と共に忘れられなくなった。

　3）空きベッド

　私たち看護師は，ベッドに横たわる患者を前に，日々のケアや関係性の難しさなどを思って，時にたじろぎ弱気にとらわれることがある。けれど，その時の私は，誰もいないただの空きベッドを目にしただけで，ある種の怖れさえ感じたのだ。

　彼は，その日の前日まで，隔離室にあるそのベッドに確かに横たわっていた。しかも，体幹と両上肢を抑制帯で拘束されたまま，いくらか引き上げられたベッドに上体を起こした格好で。そして，こちらを睨みつけ，落ち着きなく体を動かしながら，「おれは殺される！」と目をむきながら興奮し叫んでいた。彼は，例年くり返されるとされた躁状態のさなかにあり，毎日抗精神病薬入りの点滴がくり返されていた。

　その処置やケアに一日かかりきりになった翌日，再び病棟に出勤すると，彼はそこにはいなかった。確かにその場所にいたはずの存在が消え，ぽっかりと白いシーツだけの空きベッドを見るの

79

は，私にとってたいへんな衝撃だった。それはある意味で，彼が実際にそこにいる時よりもさらに彼自身の存在を感じさせた。「殺される」という叫びが，今にも聞こえてきそうな気がしたのだ。

　だから私が，彼についてまずたどる記憶は，部屋の照明に照らし出された白い空きベッドの輝きだ。そして，病衣姿のまま，ベッドの傍らに立って，いつもの癖で時折足踏みするように体を揺すりながら，昔話を始めた時の彼の姿。ふいに，片手を突き出してきて，ほらこれを見てみなよ，と私の前に差し出された粗末なゴム製の指サック。中指にはめられていたそのサックを引き抜くと，指そのものが欠落していたのだ。これはな，○○っていう医者のせいでこんなことになった。あいつが悪い薬を飲ませたんだ。おかげでわけがわからず川にまで飛び込んだ。知ってるだろ，裏のどぶ川，あそこだ。もう少しで死ぬところだったんだよ。でも，おれの弟がな……。

　穏やかな頃の彼は，目立たない患者の一人だった。毎日のコーヒーやタバコを几帳面に管理しながらたしなんでいた。そして時折，自分の部屋の前に立って，両手を後ろ手に組みながら辺りを見回していることがあった。他の患者や看護師の様子をうかがいながら，あれはどうなった，だいじょうぶかなどと，私たちを気づかいながら話しかけてくることもあった。彼からタバコや菓子を分けてもらっている患者もかなりいた。いつだったか，頭に小さな円形脱毛ができて治療を受けている時期があった。彼は，こんなのなんでもないんだよと言いつつ，ついでのように毎日必ず看護室に現れ，立ったまま脱毛症の処置を受けた。

　病棟での普段の彼を思い出すとき，私は，どこかしら彼が守衛のようにして立って，何かを守ろうとしている姿を思い浮かべる。病衣の上着だけを着て，その懐に彼の指サックの手を差し入れたり後ろ手にしながら，神経質そうに私たちを見抜いていたその姿

第5章　精神科看護のための物語

を。

4）畳の影

　彼に初めて出会ったのは，私が看護助手として勤め始めた男子
閉鎖病棟だった。彼は，おそらくまだ30代の若さだったが，長
身で痩せ細っていたため，一見針金のようなひょろりとした印象
だった。頬はこけ，目だけが大きく見開かれていて，寡黙だった。

　彼は，ほとんど一日中，畳敷きの自分の部屋にいて，木製の古
めかしいロッカーの前に座っていることが多かった。食後の服薬
のために部屋を訪れると，彼はいつもの場所に座っているか，そ
のまま自分のロッカーの前で突っ伏しているかだったが，時には
自分のロッカーを開けて，そこに自分の頭を入れていることさえ
あった。ようやく内服のためにテーブルの方にやってくると，彼
のいた定位置の畳には，黒ずんだ影がはっきりとこびりついてい
た。

　そんな彼の姿が，就職したての私にはだいぶ「哀れ」に思え，気
になっていたからだろうか，私はことあるごとに彼に声かけした
り散歩に誘ったりしていた。その内に，時折彼からも私に話しか
けてくるようにもなっていた。ある時も，食後の下膳が終わって，
配膳室で後片付けをしていた私に，だいぶ暗い表情で，もうぼく
はだめだ，というような話をしてきた。私は，そんな彼に，おそ
らくあまりその病いの重さも理解せずに，友人の愚痴にでも対す
るかのように，そんなに悲観しないでよと，軽々しくも励まして
いたような気がする。そうですね，と彼は言ってはいたが……。

　彼の絶望は，すでにまわりのスタッフにとって周知のものだっ
たが，さらに知られないところで深まっていたようだった。彼は
ある日，売店に買い物に行ったきり，帰らなかった。そして，病
院近くのビルの下に斃れているのを発見された。私は，その彼に，

81

運び込まれた先の霊安室で最後に会った。しかも，看護師の死後の処置を補助するために。彼は，まったく生前の面影を伴っていなかった。顔も体もあちこちで砕けその内出血のために樽のように膨らんでしまっていた。私は，その弾力のあるすでに冷えた体を，看護師の指示通りに抱えたり動かしたりしていた。

　私はその時，それほどの恐怖心も不安感も抱かなかったような気がする。ただし，その霊安室で感じた彼のほの暗い陰影や感触は，彼の生前の姿と名前にたどり着くための隧道のように深く穿たれてしまっている。

5）毛布

　彼は鍛え抜かれた長身のアスリートだった。贅肉のない引き締まった筋肉質の体を持っていた。それだけに，錯乱状態で入院してきた彼は，最初から周囲を身構えさせるものがあった。

　隔離室に入れられると，さらに興奮して暴れだしたため，病院中の男性職員が呼び集められて，ベッドに抑制（身体拘束）されてしまった。直ちに，強力な抗精神病薬の持続点滴が始まったが，なかなか彼の興奮は収まらなかった。看護師が近づくと，大声で威嚇しつばを吐き，拘束された体を激しく動かした。何度，病衣を着せ，毛布をかけても，その都度，全てを引き剥がして丸裸同然の姿になってしまう。

　私たちは，まず数人がかりで彼の病衣を整え，毛布や布団をかけること常としていた。すぐに引き剥がされてしまう毛布には，固定用のひもまで工夫したが，それも外されることが多かった。それでも，しだいに興奮がうすれ，つばも吐かず内服も少しずつできるようになると，試みに抑制を解除してみるのだが，すぐに看護師や援助を強硬に拒否し主治医にまでつかみかかろうとする。そのため，やむなくまた再抑制し，点滴の開始ということの繰り返

しになっていた。

　先が見えなかった。ふつうの怒りや興奮とは違う根強い何かを感じてもいた。家族も心配し，たびたび面会にやって来ていた。母は，両手足を拘束されたわが子の横に椅子を置いて，言葉少なにしばらく過ごすことが常だった。私は，彼の担当看護師として，時折この母親にも面接していた。たぶんもう少しで〈変わる〉と言うのが精いっぱいではあったが。

　その後，事態が変わったのは，唐突な彼の死によってだった。夜勤帯の看護師が不眠の彼に眠剤を内服させた直後に急変した。突然死とされたが原因はわからずじまいだった。翌日，私が出勤すると，すでに彼のベッドはきれいに整頓されていた。その日，主治医と病棟師長とが，焦慮と沈うつに打ち沈んだ彼の両親と向き合っていた。私もその後，二人に深々と頭を下げたが，ほとんど言葉にもならなかった。

　私は，暴風雨のように激しかった彼が，時にふと青年らしい表情を取り戻して，私に何かを語ろうとするのを思い出した。私は確かにそういう彼の存在も感じてはいたのだ。いったいその彼に何が起こっているのだと，私はこころからそう思うことがあった。母はある時，子と父との間にあった長く根深い確執のありようを語ってもくれたのだが。20数年の家族の年月を，私がにわかに理解できようはずもなかった。ただ私に，日々実感されるのは，私自身も子どもを持つことによって，ようやく想像できるその年月の喪失の重みであり大きさである。

3．物語の変容と臨床民族誌的思考

1）記憶・想起の物語と変化

こうして，私が書いた先の5つの物語とはいったいどのような ものになるのだろうか。これらはもちろん業務的な医療記録や事 例記述に類するものなどではありえない。日常業務的な記述や実 践のなかで，経験され記憶されることになった事例には違いない が，関係終結後の記憶や想起はもはや誰に要求されたものでもな い。先にも述べたとおり，私は記憶の自然な減衰過程のなかで単 にそれらを保持しているだけでなく，折にふれて想起する（ある いはすべき）対象としてそれらの記憶にこだわり続けている，と いうところがあるのだ。

私のなかで「復唱」され（続け）る記憶とは，もちろんこの5 つだけではないし，臨床場面のみに限ったものでもない。それら の記憶の多くは，どこかで強い情動的負荷を伴い，恐れや自責な どといった感情と分かちがたく結びついてもいる。一方で忘却を 求めながらも，それを容易に受け入れられない状態にあるのかも しれない。背景に，ある種の外傷やその影響を考えることも可能 だろう。ただし，その前に私は，先程のテレホンカードの物語や 5つの物語の成り立ちや特徴について，いくつかの視点を提示し たいと思う。

まず，これらの物語で共通しているやや風変わりな点は，その 表題にも見られるような一種の象徴化というか，記憶のイメージ としての圧縮であろうか。

「ピーナッツ袋」では，廊下で交すいつものあいさつの一場面が， 彼の持つピーナッツの袋に焦点化され導かれるかたちで想起され，

それを契機として，さらに本人との思い出の場面や身体の細部までが引き出されるという形になっている。

「青白い腕」でも，彼への想起で現れる場面はほぼ決まっており，その一つは，彼のベッドサイドを訪ねた際の彼の振る舞いの断片であり，さらにはそこで差し出される彼の「青白い腕」である。また，それと強い色彩的な対比を持って，彼の亡骸としての赤い凝血塊とその感触とが，想起の焦点にもなっている。

「空きベッド」では，本人の突然の死に直面し，それを知らされる具体的な場面としての「空きベッド」が想起の中心になっている。その強い不在の印象が，かえって彼の生前の面影や言動を引き寄せる入り口としての役割を果たしているようだ。

「畳の影」では，やはり彼は，畳に突っ伏してロッカーに頭を差し込んでいる姿として現れる。同時に，死後処置の際の，どこか現実感のない暗い暗渠のイメージと彼の亡骸の感触とが被さるように思い出されてくる。

「毛布」の彼は，常にやり場のない怒りと反発を体現しているかに見えたが，私はそれを，彼が引き剥がし続ける「毛布」を拾いながら感じていた。また，厳しい日々のなかでも，時折垣間見せた若者らしい柔和な表情は，彼への想起のもう一つの契機となっている。

このように，最初にあった（はずの）患者たちの物語（というかその事実や語り）は，私という語り手を経ることによって，受けとめられさまざまな加工や変形を加えられながら，最終的には記述されたということになる。ただし，これらの記述に見られる特徴の一つを，記憶の象徴化や圧縮などとするにしても，そこにはすでにかなり曖昧な臆見が含まれている。

まず，記憶とはいっても，それを私が想起し記述するという複雑な過程を経て初めて確認されるものだけに，ここでの記述の特徴

を，素朴に記憶内容そのものの変化とするわけにはいかない。む
しろ端的に，これらの記述は，自らの記憶内容を対象とした意図
的かつ創作的な操作の結果ではないか，と問うことの方が自然か
もしれない。換言すれば，これらは彼らの物語に関する私にとっ
てのひとつの物語の形式に過ぎない，ということにもなる。

　私はここで，記憶と想起やその記述に関する一般論に関心があ
るわけではない。先に引用した Kleinman の「痛みの証人たちの
物語（つまり家族や治療者や調査者の物語）が痛みに満ちた生き
方にとって不可欠なのである」との指摘にもあるように，私にと
ってのひとつの形式（物語）に過ぎないそのあり方が，彼らの物
語にいかに関わろうとし，またなぜそれにこだわり続けようとす
る結果なのか，の方が関心事なのである。まさに，そのような意
味において，私のやや風変わりな先の記憶記述の意味を考えよう
ともしている。私は，ここで，これらの記憶記述が単なる操作や
創作の結果ではない理由を，ある程度示したいと思う。

２）臨床民族誌的思考と私自身の物語

　私がまず指摘できるのは，５つの物語の記述内容が，私の日頃
の（時折の）想起内容におよそ沿ったものであるという単純な事
実である。しかし，自明なことだが，これについての証拠提出は
できない。個々の事例についての想起内容は，当初から既述した
ような内容であったわけでももちろんない。

　なぜそうするのか，私自身もはっきりとは自覚できぬままに，折
にふれて想起をくり返すうちに，その内容がしだいに最終的な先
の記述のようになっていったのである。しかも，その結果に関わ
るひとつの特徴とは，ある個人に関わる記憶を，「テレホンカー
ド」や「ピーナッツ袋」や「青白い腕」や「空きベッド」や「畳
の影」や「毛布」などといった，象徴化され断片化された具体的

第5章 精神科看護のための物語

な身体や事物の細部に置き換えるかのような過程である。

　もちろんこのこと自体は，記憶そのものが薄れていくなかで起こりうる，自然で必然的な象徴化であり断片化であると見なすこともできる。つまり，薄れゆく記憶を想起するたびに，その困難を回避すべく生じた，記憶そのものの変容だったのかもしれない。それを否定することはできない。それでも私には，そうした彼ら自身の身体や所有物などの細部に対する思いを，単なる偶然とだけ見なすわけにはいかないような気がする。そこには，明らかに「私自身の物語」が書き込まれている，と見ることはできないだろうか。私はここで，そのような私自身の物語のひとつとして「臨床民族誌的思考」なるものを指摘したいのである。

　この臨床民族誌（clinical ethnography）[2,7,12] とは，人類学的な発想を臨床的現実の理解や批判のために適用しようとした臨床人類学という枠組みのなかの用語である。その基本的な意味は，研究者や当事者が，それぞれのもつローカルな文化性を意識しながら，相手の生活世界に参与観察し，それぞれの経験レベルの交流を通して，医療のなかにあるさまざまな臨床的現実を厚く記述し，批判的に理解しようとする過程やその著作物をさしている。

　江口[1] は，そのような臨床民族誌のもつ特性を，臨床的営為やその批判的理解のエッセンスとして「臨床民族誌的アプローチ」と呼んでまとめている。

　その概要を示すと，以下のようになる。

　①患者の病いは，生物医学的な疾患であると同時により多く個別生活史的な経験としての病いであり，その理解のなかで「語り－聴き取る関係」を中心に置くこと（微小民族誌）[9]。

　②病いの経験とは，聞き手との関係にしたがって，さまざまな文化的な語りを同化吸収しながら，多様に変化する「ストーリー」であると考えること（病いの物語的再現＝表象）[6]。

③さまざまな場面で多声的，偶発的に語られる言葉への感受性を上げそれに関心を持ち続けることで，より深い患者理解への手がかりにしようとすること（社会的詩学）[8]。

このように臨床民族誌的アプローチとは，病いや病者や医療的関係性などに関わるいくつかの概念や視点からなるものではあるが，それらの概念等はもともと人類学的な民族誌の方法・特性に由来するものであることが重要となる。さらに，民族誌を構成する大半の情報なり記述は，調査者自らが相手のローカルな文化を訪ね，その生活世界に同伴すること（参与観察）によって得られるものである。その意味で，調査者とその対象者とは，等身大の日常生活レベルの経験をしだいに共有し交換しながら，互いの理解を深めていくという過程を必ず経ることになる。このような認識・理解の過程とは，人間理解の基底において，常に個別的・身体的な直接性に結びつくものを生み出さずにはおかない。

私自身は，こうした民族誌的なあるいは臨床民族誌的な方法に倣って，臨床看護の現実に向き合いつつ，日々の看護実践や看護研究に取り組んできたという経緯がある。その過程では，看護それ自体が，すでにこの臨床民族誌的方法とかなり多くのものを共有してしまっている（あるいは共有すべきもの）と実感するようにもなった。

臨床民族誌的アプローチをも含む臨床民族誌的な思考とは，臨床の現場において，苦痛や苦悩を抱えた人々に日々同伴することからようやく感受されうるものとしての実感である。それは，いかなる員数にもなりえない，日々の日常の細部に生き続ける，人間の営みや存在そのものへの省略のない（できない）感覚とでもいおうか。それぞれの個人が連綿と抱える，ささやかな歴史性や関係性や日常性の仔細な集積そのものであり，その前に立つときの畏怖にも似たある種の感覚であり，そこから始まる思考のこと

第5章　精神科看護のための物語

である。

　私は，おそらく，この種の臨床民族誌的な思考を，日々の看護の営みのなかから見出しそれを繰り返し確認しようとしていたのであり，またその営みのなかに新たに位置づけようとしてきたような気がする。これは確かに私にとってのひとつの物語ではある。しかし，その語りこそが，彼らの日常や身体の細部にこだわりそれを想起し続ける，風変わりな物語を切実に必要としまた生み出したのだとはいえないだろうか。

4．おわりに：それは誰に向かって語られるのか

　これまで私は，彼らの物語を，いったい誰に向かって語っていたというべきなのか。Kleinman のいうように，それはまさに「痛みに満ちた」彼ら自身のために，であったのだろうか。それとも，Frank のいうように，「新たな証人」に向かって語られていたのだろうか。

　私は，当初確かに，彼らのあまりに幸い薄い生に対する痛みを共有していたと思う。それゆえに彼らの記憶を刻印し，せめて私のなかには（彼らを）持ち続けたいと願ったのだ。しかし，そうした思いは，民族誌的なるものや看護の営みの基底から見出した私の自身の物語によって，やや変わっていったのかもしれない。ある意味で，私は，Frank のいうような「新たな証人」としての自分を確かめたかったような気がする。そうすることで，ようやく彼らは「証言する責任」に関わり，また果たしうるのではないかと考えたからである。

　では，それらの証言や物語は，これから誰に向かって語られるのだろうか。おそらくは，この困難な臨床的現実が続くかぎり，それを必要としまた生み出すに違いない，すべての人々に，向かっ

て。

文　献

1) 江口重幸：病いの語りと人生の変容—「慢性分裂病」への臨床民族誌的アプローチ. In：やまだようこ編：人生を物語る. pp.39-72, ミネルヴァ書房, 2000.

2) 江口重幸編：臨床民族誌：医療をめぐるエスノグラフィー. 文化とこころ, 2(3), 3-97, 1998.

3) Frank, A. W.: The Wounded Storyteller: Body, Illness, and Ethics. p.137, The University of Chicago Press, 1995.（鈴木智之訳：傷ついた物語の語り手—身体・病い・倫理. p.191, ゆるみ出版, 2002.）

4) *Ibid.*, p.138, 邦訳 p.192.

5) *Ibid.*, p.142, 邦訳 p.198.

6) Good, B.: Medicine, Rationality, and Experience: An Anthropological Perspective. Cambridge University Press, 1994.（江口重幸・五木田紳・下地明友ほか訳：医療・合理性・経験—バイロン・グッドの医療人類学講義. 誠信書房, 2001.）

7) Good, B., Herrera, H., Good, M. D. & Cooper, J.: Reflexivity, counter-transference and clinical ethnography: A case from a psychiatric cultural consultation clinic. In: Harn, R., et al (eds.): Physicians of Western Medicine. pp.193-221, Reidel, Dordrecht, 1985.

8) Katz, A. M. & Shotter, J.: Hearing the patient's 'voice': Toward a social poetics in diagnostic interviews. Social Science and Medicine, 43(6), 919-931, 1996.

9) Kleinman, A.: The Illness Narratives. Sufferring: Healing and the Human Condition. Basic Books, 1988.（江口重幸・五木田紳・上野豪志訳（1996）病いの語り—慢性の病いをめぐる臨床人類学. pp.307-314, 誠信書房 .）

10) *Ibid.*, p.246, 邦訳 p.326.

11) *Ibid.*, p.87, 邦訳 p.111.

12) 松澤和正：精神科医療における臨床民族誌的接近の意味について. 治療の聲, 1(2), 267-281, 1998.

第6章　なぜナラティヴなのか

なぜナラティヴなのか

──『想像ラジオ』の読解から

1．語りとナラティヴは果たして自明なのか

　なぜナラティヴなのか。そう思っていた。ただ，物語や語りあるいは話と訳されるに過ぎないものが，なぜこれほど話題になるのか，不思議だった。もちろん，学問的な流行や再発見があるには違いないのだろうが，それにしても，である。

　人は，日常的に話し，語り，それを聞き，また話す，ことを繰り返している。確かに，それが多い人も少ない人もあるだろう。いや，それ以前に，話したり聞いたりすることの（性格的あるいは能力的）難しさをもっている人たちもいる。だから，話すことも聞くことも，その量と質においてさまざまであるだろう。ただ，それらがなんらかの表出であり表現であり，またはその理解であるという点においては，人間にとってともかくもやむにやまれぬものなのだ。人が生きているかぎり。

　私が不思議に思うのは，そういうかなり自明な行為が，改めて「ナラティヴ」という言辞とともに問われるということの意味である。もちろん世の中で「自明」と呼ばれるものほど説明し難く危ういものもないだろう。だからこそ，学問的な探索や論争などの発端ともなりやすいということにもなる。ここでは，そのきらびやかな発端の数々を数え直したり，たどり直したりすることはし

91

ない。もっぱら私自身の僅かな関心に沿ってかなり漠然とした論点を述べてみたい。

　まず，ナラティヴを標榜する多くの著作や論文などでは，ナラティヴとは人の話（語り）や会話そのものであって，それらが議論の一次データとして用いられる，ということに過ぎず，結局，ナラティヴの意味が深まったり問われたりする，ということになかなかなっていかない。そういう意味では，なんらナラティヴでなくてもよいではないかと思えてしまうのだ。

　こうした実感は，たんに記述や研究においてだけでなく，おもに臨床人類学的な知見（「経験としての語り」）やナラティヴ・セラピー（「無知の姿勢」）やNBM（ナラティブ・ベイスト・メディスン）の実践においても，結局，ナラティヴは発語や会話であり，そうしたツール（道具）を用いたアプローチであって，ナラティヴ「そのもの」はどこかに置き忘れられていないだろうか，という疑念が拭い難い。

　同じことは，私の専門分野である看護や看護学において，いっそう疑わしいようにも思われる。というのも，看護において，患者の話を「傾聴」することは，すでにイロハのイであるし，むしろ看護の「はじまり」からの本質ではないか，と思い込んでいるようにさえ見えるからである。しかし，果たしてそうだろうか。看護師はほんとうに話を，語りを，聞いている，傾聴しているのだろうか。

　私もかつて，ベッドサイドで患者の話を聞いていた。その日の体調を，眠りを，食欲を尋ね，体温と脈と血圧を測りながら，幾人もの担当患者を巡りながら，かなり紋切り型に，仕事をこなしていた自分がいた。もちろん，ちょっとした世間話や内輪話で立ち止まることも度々だが，それはどこか仕事の余白でやっていることという意識もあったように思う。そそくさと切り上げて，次

に待つ患者のもとに早々に登場しなくてはならないから。これが
いわゆる「業務的な」態度ということになる。患者の側からして
みれば，看護師にとって必要な情報を主な目的として，ただ聞い
ていっただけのことか，とあとになって若干醒めた気分になる振
る舞いである。

　しかし，それ以上のものなど，ほんとうは看護においてもほと
んどありはしないのだろう。患者の苦痛や不満をとめどもなく聞
き続けることなどできないし，患者もおそらくある特別な場合を
除いてはそれを求めもしないし，その必要さえ感じていないのか
もしれない。それなのに，患者を共感と同情の対象であるかのご
とく，看護という「救済」の手段によって，患者のこころの声を
聞いているかのような，看護師の思い込みや満足があるとしたら，
それは錯誤というべきではないだろうか。基本は，やはり，患者
と看護師という役割関係のなかで，切り出され・生み出されてき
た常套句や慣用句であり，それらが詰め込まれた語りにすぎない
のだろう。

　だから，もしも，看護の日常こそが，語りとナラティヴの必然
の現場であり，すでに自明なあり方だと考えるなら，止めておい
た方がよいかもしれない。ただでさえ，現在の臨床の現場は，強
迫的な効率化や形式化や無謬化の圧力にさらされるなかで，患者
の手首には，商品管理用のバーコードが巻かれ（それがバーコー
ドリーダーで読み取られ），看護師は修理・点検のエンジニアのよ
うにパソコン端末を持ち運びながらベッドサイドを巡回していた
りする。

　そんなハイテクでクールな役柄も，ある種の演劇にも似て，悲
喜こもごものセリフや振る舞いや折々のアドリブなどで，あたか
も人間の劇らしく装われはしても……実は，あれこれの業務的・
技術的演技を強いられる，無力で空虚な看護師の姿であるに過ぎ

ないのだ。

にもかかわらず，語りやナラティヴをより深遠な人間的関係の表現やケアの本質であるかのように，しかも，それがすでに看護の自明な行為であるかのように主張しても仕方がないではないか。むしろ，それらの多くは，語りやナラティヴの限界であり不在である，という現実を認めながら，なおそこで何が可能となりうるのか・可能とすべきなのか，あるいはもはや可能とすべきではないのではないか，と問うことこそ必要ではないのだろうか。

そういうレベルで表現するなら，ナラティヴは看護や看護学そのものを批判的に問うべき概念であり実践であるということができるだろう。それはまさに，NBM が EBM に対して，ナラティヴを以って正統的（生物学的）医学批判をおこなったように。ただ，そうだとしても，いったい何をどうすればいいのだろうか。少なくとも，看護における語り＝ナラティヴの自明さを問い，新たに批判的な視点を見出すにはどうすればよいのだろうか。

そんななか私は1冊の本に出会った。あの東日本大震災の惨状を，そこで亡くなった死者の目や肉声をとおして表現し・受け止めようとした作品（フィクション），いとうせいこうの『想像ラジオ』[1] である。

死者の目や肉声などと言っても，それはタイトルどおり，生きている者にとっての「想像」に過ぎないが，そのような「想像」を生み出す力や意味について，繰り返し問い続けるものだった。まさに，その想像力の限界や本質において，人が人に語りかけるとは何か，それに応えようとするとは何かという，ナラティヴへのより深く根源的な接近を試みようとするものに私には思え，大きな衝撃を受けた。それゆえ，まずは，この著作に沿って改めて語りやナラティヴなるものの意味を考えてみたいと思う。

2.『想像ラジオ』が問いかけるナラティヴの深淵

1）死者からの呼びかけとしてのナラティヴ

　私がそもそも『想像ラジオ』を読もうとしたのはほとんど偶然でしかない。いとうせいこうという作家の存在すら，私にとって定かではなかった。それが，ふと書店で手にした本の帯に，「耳を澄ませば，彼らの声が聞こえるはず　ヒロシマ，ナガサキ，トウキョウ，コウベ，トウホク」というキャッチコピーが目にとまり，珍しくあまり考えることもなく買ってしまった。

　最初は，この作品の主人公の少し浮薄な感じの語り口に戸惑ったが，読み進めるうちに気にならなくなり，むしろそれしかないように思えるようにもなった。語られている事態や心情の真の深刻さを知るにつれ，どれほどの言葉や語り口を用いようと，その現実を偽ったりあるいは真実を述べること自体が，非常に困難なものと思えるようになるからだ。

　『想像ラジオ』は，2011 年 3 月 11 日（3.11）の東日本大震災の深刻かつ悲劇的な災害に遭った人々の物語である。物語の主人公は，この震災で破壊された小さな町で育ち，東京での仕事を辞め，久しぶりに故郷に戻った 38 歳の妻子持ちの男である。

　彼は，帰郷してまもなく被災して津波に流され，小山の高い杉の木のてっぺんにひっかかったままになり，そこから「想像ラジオ」なるラジオ番組をあらゆる人に向けて発信し続けている。彼は，自らを「DJ アーク」と称して，音楽のリクエストを受けつつ話し続けるディスクジョッキーになっている。ただしそれは，電波によって放送されている普通のラジオ番組などではなく，想像力という「電波」であらゆる人，生きている人にも，死んでいる

人にも向けて発信され続けている。

DJアーク曰く「……この想像ラジオ，スポンサーはないし，それどころかラジオ局もスタジオもない。僕はマイクの前にいるわけでもないし，実のところしゃべってもいない。なのになんであなたの耳にこの僕の声が聴こえるかって言えば，冒頭にお伝えした通り想像力なんですよ。あなたの想像力が電波であり，マイクであり，スタジオであり，電波塔であり，つまり僕の声そのものなんです」（第1章，p.8）

だから，彼は，声を発するという意味では何も語ってはいない。なのに，あまりに饒舌に話し続けて（正確には想像し続けて）休むことを知らない。想像という無音の，脳裏にだけ存在する静謐で秘められたイメージが，あたかも電波のように，あらゆる方向と対象を求めて放出され横溢する。しかも，DJアークはすでに死者であり，生体反応としてのイメージさえ持ち得ないのだから，その想像力さえ想像に基づく。誰の想像か？　この物語の作者（以下，第2章の「私」＝S＝ほぼ作者か）の想像に基づく想像に過ぎないのだが。

作者は，想像によって，震災による死者とおぼしき小説内人物（たとえばDJアーク）を作り出し，さらに多数の死者たちの個々の惨状を，DJアークとのやり取り（想像上の）を介して精緻に描き出そうとしている。

たとえば，匿名希望のある女性リスナーが話し出す。

　「ありがとう，DJアーク。では中継します。
　自分の手足も，揺れて動く長い髪の毛も，破けて体にまとわりつく衣服も，光をひと粒残らず奪われているから私には見ることができません。まさしく想像以外に私の存在を確認するすべもなく，実際には水圧が重くのしかかっていて口も開けられないし，唸り声ひ

第 6 章　なぜナラティヴなのか

とつあげることができないほど衰弱している。DJ アーク，あなたは私の声をたくさんの方々に伝えてくれます，あなたに話しかける他，私は私がいると確信することはできません。

　（中略）こちらはあなたの声以外，なんの音もない世界です。鯨が鳴き交わす様子をテレビで何度か見たことがありますが，季節が違うのでしょうか。今は何の鳴き声もしません。私は目を開いているのでしょうか。それとも閉じているのでしょうか。どちらにしても無音の闇です。何も見えない。見えない海は果てしなく全方向に伸びてつながっていて，その黒い水の体積の大きさを考えると気も狂わんばかりの恐ろしさに貫かれます。私はたったひとりでそこにいます。

　真っ暗な宇宙の中を私は落下し続け，ある地点でゆらゆらと立ちながら止まり，それでも耳をそばだててあなたの，もはやチリチリと指で紙をひっかくようにしか聴こえなくなってきたラジオ放送に集中しているのです。

　私からは以上です」（第 3 章，pp.82-83）

　これらの場面は，あたかもそこに存在したに違いない現実であるかのように語られている。しかし，本来こうしたリアルはどこにも存在しない。それらを知覚し経験し語るべき本人も，それに応え見つめる人も，もはやすでに存在しないのだから。いや正しくは，互いに互いの存在を認めうる存在としては存在しえないのだから。普通の意味での，生きている私たちの間にあるすべての交感手段は断たれてしまっている。

　作者はそういう限界状況を，なし得る最大限の想像力で甦らせようと，あらゆる言葉や声を駆使し続けるのだが。ここで，起きていることは，ごく普通に言えば，もはや感知できない厄災のなかにいる人々の苦痛や絶望や恐れを，まさに肉薄的に想像し再現しているということにほかならない。作者は，そうした再現を想像ラジオという，あらゆる存在の（生死を問わない）声をあるいは意識の欠片さえも捉え，しかも，それらをあらゆる他者にも届

97

けうる装置を中心に据えて，自らの想像力の意味をも捉えようと
している。

　死にゆく人々は自らに起きている事態を他者に伝える術などほ
とんど持たない。そのプロセスを書くことはもちろん話すことも
もはや叶わぬはずだ。にもかかわらず，ここには，そういう表現
しえない個々の生の終焉への過程や死そのものさえ刻まれ（記述
され）続けている。実際には，いまだ生き続けている私たちにそ
れらを捉える術はない。それゆえにあたかも存在しないかのよう
にして（実は確かに）存在している事実なのだ。その存在の不在
を想像力というラジオで聞き取ろうとするのが，まさに DJ アー
クその人であり，想像力そのものであり，この物語の作者（ある
いはほぼ S）の想像力ということになるのだろう。

　ここに描かれているのは，大震災による多数の犠牲者の声であ
り，DJ アークがそれらを「ラジオ」によって捉えた声であり，つ
まりはこの本の作者の声であり想像力そのものでもあるのだ。こ
うして，原理的には，誰のものでも無いとも言いうるものを所有
格で書くこと自体おかしなことかもしれないが，それだけに，無
いものさえ常に誰かのものとして在りうるものとして迫ってくる
という，単純だが重い事実があるということなのだ。

　そのためには，ただ在ると信じて想像すれば，あたかも「誰か
のもの」としての声が聞こえてくるはずだというのだろう。むし
ろ声とは，本来そのような在り方でしか生まれえないものではな
いかと言っているようにも聞こえる。そこには無数の声が，とい
うより潜在的には無数の死者が存在しており，私たちはその事実
の稠密さのなかでなかば感覚を失っているが，ある思い入れのな
かで想像さえすれば，個々の声や死者の姿が見えてくるはずなの
だと。

　DJ アークは続ける。

第6章　なぜナラティヴなのか

「さて, ここで最新のお手紙です。お手紙って言っていいのかな。メッセージって言うべきか。ともかく僕が仰ぎ見てる白い闇に文字が揺れてて, 同時に書いた人の声も響いてくる。僕はその他人の声をなぞって自分の声を出すんです。それがいまや僕の言ってるメールであり, お便りなんですね。

というわけで想像ラジオ, これは今までお便りいただいた中で最年長のリスナー, 八十二歳の大場ミヨさんから。つつしんで読ませていただきます。

『DJアークさん, あなたの放送を何度も繰り返して聴いています。わたしはずいぶん年寄りでもともと体も弱く, 主人ともども寝て暮らしているようなありさまでしたのに, いまや右腕も折り, 主人は体力を奪われて過酷な寒さにも襲われ, 互いに衰弱も激しくただだ二人で部屋の隅に背中をつけて半ば横たわったままあなたの番組を聴いては, ご苦労なさっている方々が他にもたくさんいらっしゃる, とすがるような思いでおります』」(第3章, p.98)

また別のリスナーは次のような声を交錯させる。

「……そしてある瞬間, 足の下の方からもアークさん, あなたの声がしているのがわかったんです。小さな音量です。遠くからです。でも確かに自分の耳元で鳴っているのとまったく同じ声です。私はその声に導かれてさらに素早く体を左旋回させました。支柱が一本立っているのを左手でつかみ, 私はくるくると永遠めいた時間の中を沈んでゆき, すぐ下にもうひとつのラジオが鳴っている場所まで来ると, ちょうどそこが螺旋階段の終わりで青色の矢印がイカリのようにさらに真下の闇を指していました。

私は支柱の最も下を握ってその場にうずくまり, 深い闇に右手を降ろしました。アークさん, あなたの声がかすかにする方にです。すると, ゆらゆら揺れる冷たい手に触れた。私は迷わずそれを握りました。誰かの左手でした。おそろしいとはまったく思わなかった。な

99

ぜなら相手は我々の放送のリスナーだからです。姿は一切見えません。闇の奥です。懐中電灯があの青い矢印をぼんやり照らしているだけです」(第3章, p.107)

　ここで作者は，すでに津波に巻き込まれ（おそらく）亡くなった人たちの声を聞いている。DJアークも，そして同じ犠牲者であるリスナーも，互いの声をたどりながら，リスナーどうしの存在や感触さえも感じている。およそ眼前に存在しない者を想い，また存在しない者どうしが想う，ということは，実際には無際限に想像可能（または不可能）なものにすぎない。想像とは本来そういうものであり，在るかもしれない何かを，なんらかの想定のもとに思い描くにすぎないのだから，基本的には不定形であり自由なのだ。

　だからこそ，そうした自由は，想像力の限界でもあり得るだろう。想像力は，現に存在する事実によって多様に触発されながらも，逆に，ある事実そのものを生み出し規定するものでもあり得るのだから。しかし，そのように自由かつ不自由であり，それゆえに自在な不定形であり続ける想像力を介することなく，至る所に忘れられた「現実」なるものに誰一人として近づくことはできない。そして，私たち自身がそのような「現実」として存在している以上，自らをなぞるように，自らが関わる現実の姿を全力で想像するしかないのだ。

　しかも，ここにある現実は，分断され孤立を強いられる大災害による「死」や「死者」に関わることであり，当初から不可避的に接近困難であるがために，個人の想像力とそのナラティヴの力こそが，現実を捉えるほとんど唯一の方法となってしまう。そうした方法のあり方や記述の方法こそ，先に引用した『想像ラジオ』に刻まれた幾多の遭難や死のエピソードの記述そのものではない

だろうか。そこにはすでに，死やそれに近接した個々の切実な事実の数々が，確かに存在していたはずだが。

　私たちはそのほとんどを知ること（術）がない。あったはずの叫びも声も言葉も，すべて（私たちには）存在することなくただ消え去っていったに過ぎない。だから，それを取り戻す術は，そうした死者たちに近づき，近づこうと願いながら，自らの想像力によって，自分自身にとっての事実を，そのあらゆる細部まで取り戻し創り出す（創造する）ことにほかならない。そこには，むしろ定かならぬ，客観などとはほど遠い「事実」が生起するほかない。その創造と生起を強く望む限りにおいて，ひとつひとつの生の事実は，確かなディテールと共に蘇り自らの存在を取り戻し得る。その意志と結果こそが，『想像ラジオ』のあのさまざまな死と死者の姿であったに違いない。

２）生者のなかの死者，死者のなかの生者

　『想像ラジオ』のおおまかな構成は，第１章でDJアークが登場してリスナーとの「想像」上のやり取りが始まり，第２章では（おそらくこの著作の作者に近いと思われる）現実に生きている「私」が自らの友人関係を語りつつ，彼らとの福島の被災地へのボランティア活動をめぐる話や，原爆被爆地である広島へ出かけた際の出来事などが語られる。第３章では，再度DJアークが登場し，より多くのリスナーとのより深刻で深いやり取りが展開され，なぜ自分の妻の声が想像ラジオで聞えないのか，という疑問にも気付かされる。

　第４章では，現実に生きている「僕」（第２章の「私」と同じと思われる）と不倫関係にあったが不慮の事故で大震災直前に亡くなった「わたし」との「想像」上の会話が展開される。そして，第５章では，DJアークの世界に戻り，しだいに衰えていくアーク

の力と共に，先の「わたし」が姿を変えた鳥（ハクセキレイ）との奇妙な交感と，アーク自身の子どもや妻への強い思慕と，最終的に想像ラジオ上で実現した，彼らとの（そして「私」との）微かなしかし確かな交流が語られる。

ここで重要なのは，死者であるDJアークの想像上のフィクショナルな世界や会話が，しだいに現実の世界とのつながりや重なりのなかに見出され語られるようになっていくところであろう。第2章では，著者である「私」が，仲間と共に，福島の被災地にボランティアとして出かけていく場面が描写されている。そこで，ボランティアとして出向くことの意味や無意味が，被災者との関係性のなかで問われ，自分たちのしていることはやはりただの自己満足であり，さらには相手を傷つけることにさえなってはいないか，などという自問自答が繰り返されていく。

　「Ｓさん，これ俺たちボランティアがどういう場所でも常に突きつけられている事柄で，甘い想像で相手に接している限り何度でも，お前になにがわかるんだとつっぱねられるんですよ。お前たちには帰る場所があるし，実際帰るんだし，それに対して炊き出しに並んでいる自分らは河原でも，……寒い冬空の下で凍えて暮らしてそこからよそに移ることが不可能なんだぞ，と。……そういう中で俺たちはやるべきことと，やるべきでないことを日々学んできたんですよ，Ｓさん。で，今Ｓさんのやってることはやるべきでないことです。ガメさんが広島の慰霊碑の前で声を聴いたというのは，何か自分も役に立ちたいと考える側の身勝手な欲求ですよ。それは現実が立てる音じゃない」（第2章，p.68）

ちなみにここで，「Ｓさんがやってること」というのは，大震災による津波で流され，杉の木のてっぺんにひっかかった死者（DJアーク）から発せられる（とされた）声を聴こうとすることであ

第6章　なぜナラティヴなのか

る。あるいは，広島の慰霊碑の前で聴いた（とされる）声にも向き合っていこうとする姿勢のことである。

　　「だけどだよ，心の奥でならどうか。てか，行動と同時にひそかに心の底の方で，亡くなった人の悔しさや恐ろしさや心残りやらに耳を傾けようとしないならば，ウチらの行動はうすっぺらいもんになってしまうんじゃないか。
　　先代の親方はいっつも言ってた。酔っぱらって回らない舌で，すげえ江戸弁っぽく。いいか坊主ゴホッ，俺が時々しゃべらずにいるからって何も考えてないと思うなよ。そういう時こそ俺は大事な先祖のことや，病気から守ってやれなかった何本かの古木のことを思ってんだぞ。それに気づかないような野郎に庭なんかまかせられねえ，って」（第2章，p.71）

　これらのことは，3.11の福島の現場に立ちながら，微かな死者（例えばDJアーク）の声を感じ取ろうとする自分たちの行為の意味を，それぞれの災害や被爆や戦争という出来事への関わりとして捉える以上の意識が働いているように思える。
　まずひとつは，それらの出来事が自分たち自身が日々を生きることとどのように関わっているのか，あるいは関わるものとしていかに捉えようとしているか，という極めて倫理的な，しかも個人それぞれの生に直接繋がる問いとしての問題意識であろう。災害も被爆も戦争も，自分自身がその幾ばくかを感じ担うべきものとしてどう存在し，どう受けとめるべきか，というたいへん真摯かつ率直な意識である。
　そして，2つ目には，そうした出来事との関係を，その出来事の最中に亡くなった死者からの声を聞こうとする関係へと変えようとする意識である。つまり，死者の声を聞くという，現実には起こり得ない現象を求め続けようとすること（すなわち想像し続け

103

ること）で，死者の「現実」という，もはや起こり得ない（失われた）現実を自らの内に復活させ留めようとすることである。そういう意識や意志に貫かれるかのように，作者は自らのリアルな日常を，あえてフィクションのなかに露出させ重ね合わせながら，他者の死の苦しみやその声を聞くことの意味を，さまざまな言葉に置き換えながら問い続けている。

　作者は，別の記事[2]で，「自分はこれまで，小説には自分のことを書いてはいけないのだと思っていた」ということを述べていた。これは，ある種意識的に私小説的世界を遠ざけていたとも取れる発言だが，その事情はどうあれ，そのことが，3.11を境にして，「書いていい，いや書くべきだ」ということになったのだろう。

　もはや3.11を前にしては，その無残な死者の現実と向き合うためには，これまで生きてきた自分の生そのものを問わずにはいられない，ということになったのだろう。つまり，自分という人間が自らの経験のなかで獲得してきた独自の倫理意識とでも言うべきものが，3.11を描くという作業（小説）においては，不可避に露出し問われざるをえなくなったに違いない。あるいは，作者自身の日々の生き方とそのコアとなる問題意識がせめぎ合いながら，結果として，悲劇的な3.11という（その現実の深部＝多数の死や死者そのものを知り得ないという意味での）フィクショナルな出来事を，自分自身のリアルな感覚や思考のすべてと結びつけ再現しようとして苦闘しているのだ。

　ここには，確かにこれまでの著者の日々の生にまつわる，この世界へのまなざしや意志が存在する。

　それらは，3.11の多数の死や死者の姿を捉えようとして強く活性化し，あたかも死者自身の目を持つかのような「想像力」を生み出していく。あたかもそれは，生者のなかに，死者の世界を再現し，死者と共に生きるかのような感覚を生み出す何かであるだ

第6章　なぜナラティヴなのか

ろう。そこには，無数の闇や深みや傷や痛みが散在し，それらの
ひとつひとつが死や死者に関わる感覚であり想像であるのだが。

　こんどは，それらの死が，死にまつわるあらゆる想像的な感覚
やイメージが，現実を生きている人間たちの経験のなかに侵入し
始める。そうやって，死者たちは，現に生きている人間たちのな
かに根を下ろし横溢するようになる。ここには，死者という，歴
史や文化に埋め込まれさまざまに過ぎ去った人々の不可視の残骸
が息づいている。生者たちは，そうした異なる時空間にある死者
たちの内にあるし，死者たちは，生者が生み出した強力な想像力
や悲しみによって，確実に再起し，生者の内に存在し得るように
なるのだ。

3）死者としての生者のナラティヴ

　物語は，さらに DJ アークと数々の死者たちとの絶望的な交信
を刻みながら，しだいにそれらの死者（特に DJ アーク）と生者
との交信の僅かな可能性の物語へと変わっていく。「僕」と不倫関
係にあって震災直前に亡くなった「わたし」とのささやくような
会話。

　　「結局，いまだに僕はなにひとつ聞えないんだよ」
　　「大丈夫。わたしにもまったくきこえないから。ま，大丈夫って言
　うのも変だけど，とにかく気を楽にして」
　　「どんな番組かも想像つかない」
　　「番組かどうかすらわからない，でしょ？」
　　「そうだね。もともとは樹上の人が何かを訴えてるに違いないと思
　っただけだから」（第 4 章，p.110）

　　「うーん，言っちゃって失敗だったかな。あのね，杉の木の上に男
　があおむけに横たわっていて，その横に白黒の鳥がいる夢。わたし

は鳥でその人の近くで耳を澄ましている。でも，実際は顔も体も雪に
覆われて見えないし，何も聴こえない。いい？　何も聴こえないの」
　「何も聴こえなくても，少なくとも君にはそんなにはっきり見えて
る。うらやましいよ」
　「まったく，動かない絵みたいな夢でも？　何か知りたいと思って
も手がかりはひとつとして与えられないし，夢の中でわたしの思考
能力は極度に低いから鳥の脚で枝につかまって突っ立っていること
しか出来ない。その状態がえんえんと続く」（第4章，p.125）

　「だから，耳を澄まして待ってることしかできないでいるわけだ
よ」
　「わたしね，そこのあのゆらゆらした物質が関係するような気がし
てるの」
　「悲しみが？」
　「わたしが夢の中で感じてる気持で言うと，まだあなたはその人を
悲しみ抜いていない。ゆらゆらした黄緑色の物質はあなたの周囲に
漂ってないよ。樹上の人にとらわれてるとかこだわってるとか言う
けど，しょせん人から聞いた話だし，他人だから」
　「僕の大切な死者は厳しいことを言うね」
　「だってわたしは一晩中，その人を間近で見続けてるんだから。そ
して悲しんでいる。だけどね，あなたがその鳥のわたしを通じて感
じればどうなる？」
　「そうか，夢の中の君とつながれば！」
　「わたしを通してあなたは悲しむ」
　「動かないその人を見おろして」
　「ラジオが聴こえるといいね」（第4章，p.139）

　ここでは，死者と生者との交信可能性が述べられているかに思
われるが，これが現実には起こり得ないという事実によって，逆
にその意味が捉えられるような事態なのである。
　死者とは，より現実的に表現すれば，過去であり歴史である。

第6章　なぜナラティヴなのか

しかも，個々の生を宿したはずの過去であり歴史であり時間である。そういうものとの交信可能性であり，相互理解である。それは，あたかも可能であるかのようにも感じられる。なんらかの歴史をたどり，時間軸のなかに再配置することは，歴史的な作業であり，個人の想起の作業でもありうるのだから。しかし，それらは，僅かに私たちのなかに共有されることはあっても，やがては一切が薄暗い書庫や記憶の彼方へと埋もれてゆくのみなのだ。

　過去は，「現に」存在することはできない。にもかかわらず，過去は溢れるように存在している。私たち自身の内と外に，あらゆるものの背景や起源として，至る所に存在しているのに，現には存在しない。それは，死者のあり方と同様である。死者のナラティヴはきっとどこかに満ちていたはずなのに，現には存在しない。しかし，それをひたすらに聞こうとすれば，その存在を自分の存在と同じように確信できさえすれば，存在し得る，そのような存在なのだ。

　DJアークは，そういう脆弱な存在として存在し，自らその弱さを表現し挑み乗り越えようとする，死と死者たちとその時間と場のすべてを取り戻そうとする力＝想像力によって，失われた死とそのナラティヴの全てを再度存在させようと試み続けている。現に存在する生でさえ，届き得ない，わかりえない，あるいは想像もしえないという意味で，ある種の死にも似ているというのに。その意味で私たちの生とは，語り得ないナラティヴそのものともいえる。死者は生きている私たちにより近い。私たちがもはや死者に近いように。だからこそ，互いに取り戻し得る存在として存在し，互いに取り戻されることを強く願ってさえいるのだ。

　DJアークと作者Sは，その関係性の近さを，生と死の近さを，語ることと語り得ないことの近さを，表現しようとしている。それゆえに，両者の間で，あたかも生と死が反転するかのようにあ

107

るいは転写されるかのように，関わりあい触れあえる存在として，あたかも一体化している。生ける現実からまったくの非存在と無に近い死へ，溢れるように群れる歴史的な堆積としての死から弱々しげな生へ，両者は，常に互いの越え難く宿命的な属性を通り抜けながら，それでも互いを惹き戻しつかみ取ろうとし続ける。その果てしなく困難な過程において，初めて互いのナラティヴは存在し聞こえるものともなりうる，とでもいうように。

　私たち生きる者のナラティヴは自明でも容易に可能でもない。語ることもそれを聴き取ることも容易だが，もしも，ナラティヴという言辞のなかに新たな生命を吹き込もうとするなら，それはより本質的でより困難なメッセージを含むものとして提起される必要があるに違いない。

　『想像ラジオ』はそれに挑もうとした。それは最初から不可能なものだった。メッセージは死者からのものだった。見えなくなったもの，存在しないもの，あったかどうかさだかでないもの，そしてすべての死，そのようなものから声を聴こうとし続けた。これは困難そのものではないか，不可能そのものではないか，不合理そのものといえるはずだが。それを生み出そうとした切迫し熱した人間的な企図は，必然であり，現実であり，そこに確かに存在しようと意志するものにほかならない。

　あるべきものがない，あるものがない，望まれるものがない，愛おしいものがない，というすべての「ない」という欠落が生み出す，止むことのない哀惜と希求の激しい渦。そのあらゆる人間的なエネルギーが，ないもの，見えないもの，存在しないもの，をその決定的な無や虚無からさえも引き出し救済し，かたちと生を与えようとする。それこそが，あたかも，すべての死と死者のすべての息遣いと苦痛と光と闇とを再現し描き出そうとした作者のヒューマニスティックな執念ではなかっただろうか。

3．存在しないものを存在させようとする力としての ナラティヴ

　ここで，これまでに再三にわたり用いてきた「存在しない」という用語について補足しておきたい。これも実は，いとうせいこう氏の著作である『存在しない小説』[3]の「存在しない」からの直接引用に近いものである。

　この著作は，先の『想像ラジオ』にほぼ引き続いて書かれたと思われるもので，全部で5編の短編小説からなり，それぞれが独特でかつどこにあっても不思議でないような人々の生活世界の断片を描いている。

　それらの世界は，たとえば，東南アジアのある都市に住む女の子の「あたし」の思いがけない雨宿りの話であったり，不幸な生い立ちの中国人成金の俺とマリアという娼婦との出会いと別れの話であったり，アドリア海を望むリゾートホテルに逗留する人々の戦争とその記憶をめぐる話であったりとさまざまだが，そこで生きる（あるいは生きていた）人々の小世界を丹念に記述している。

　さらに魅力的なのは，これらの作品に描かれている人間が否応なく背負う，歴史や土地の持つ「傷」のリアリティ豊かな遍在の姿である。異なる世界に住む人々のそれぞれの営みのある種平凡さと，異なる「傷」を持ちながらもどこかで生きる痛みを共有する在り方が，すべての小説に通底している。そして，そこにあるヒューマンなまなざしと共感とは，まさにこの著者の生のあり方そのものなのだと気づくとき，はじめてこれらの小説群が鋭利に意図しようとするものが響いてくるように感じる。

　私は，それぞれの小説に描かれた世界は，すべてこの世界に存

精神看護のナラティヴとその思想

在し遍在する個々の生活世界の細部にほかならないのだと気づいた。それゆえに，そうした世界は，（小説として）書かれることによって初めて存在しえたものに過ぎず，本来なら，「存在しなかった」「存在しない」小世界として，当事者以外には誰にも気づかれずに存在していたに過ぎない。その意味では，この世界とは，他者へと表現されない・認識されえない＝「存在しない」小説で溢れている世界であるということを，この『存在しない小説』が示しているということにもなる。

　言い換えれば，私は，私の周囲の人々がそれ（私）と知ることによって「存在している」が，それ以外のかたちでは「存在しえない」という意味では，きわめて限定的な存在に過ぎないのである。私が，ただ私の世界に専心しているのみでは，その存在のあり様は他者の認識からは透明であり，何も存在していないかのようにしか見えない。そういう不可視の「存在しない私」の存在の数々によって，この世界は存在し続けているということなのだ。

　しかも，これら「存在しない私」たちの存在によって，この世界のあらゆる細部は形作られ・関係作られているにもかかわらず，そうやって「存在する私」や「存在するもの」の存在証明としての記述や表現など本来存在すべくもない。その当たり前なあり方を直視ながら，改めてひとつひとつの存在に焦点を当て，いまここにある小さな生活世界の存在の重さと意味とを，まさにこの『存在しない小説』は著し・照射しようとしている。

　この世界は，認識しえない「存在しない」もので満ちている。確かに，いつかどこかで「存在している」に違いないものによって満ちている。しかし，それにゆえに常に不可視なのだ。私たちは，当然なことだが，あらゆる時間と場所に関わるすべての知覚や認識を持ちえない。ほとんどの場所や時間に関して盲目なのだ。それゆえ，私たちは，自らを振り返れば，常に圧倒的に孤独であり，

第6章　なぜナラティヴなのか

互いに認め合うことさえできない存在どうしに過ぎないのだ。

　だからこそ, 声が必要なのだ。届き合う声が, 認め合う声が, 響き合う声が必要なのだ。そういうさまざまな共鳴（レゾナンス）を通した存在の可能性こそ, ナラティヴの可能性にほかならないはずなのに。

　ナラティヴにおいて, 声はあまりに自明であり, 疑い得ない存在だ。そう思い込んでしまうところから, あらゆる誤解や盲目や無知が生じている。そうした状況において, ナラティヴこそは, 「存在しない」ものや他者に向けられるべき意識であり, 遍在するあらゆる生と死についての「存在しない」声と語り手に向けられたまなざしそのものなのだ。ナラティヴとは, 認識しえないがゆえに存在しないかのように存在しているさまざまな, 微かな, 仔細な存在を感じ取り・気づき, それを再生＝存在させることにほかならない。つまり, 存在しないものを存在させようとする力こそナラティヴというべきなのだ。

　それは, 究極的には, 存在しない＝死を存在させるように働きうる力のことでもある。死や死者は無や亡骸などではない。死や死者は, 単に「存在しない」かのように見える「存在」であり, その内にある濃厚な時空間的「存在」でもある。だとすれば, ナラティヴ＝語りとは, 究極的には, 生きている死者, つまり生きている者の内に存在する死者たちの（との）語りにほかならないのではないか。そういう意味において, ナラティヴとは常に不可能なものであり, 起こりえないことなのだ。

　ふつう, 私が私のなかに死者を感じることなどできはしない。存在しないものを存在するかのように感じることなどほとんど不可能に近い。にもかかわらず, 私たちの内にある力は, そこにない・存在しないものを想像し欲することを止めない。しかも, 私が現に生きていることが, 常に同時に, ある切実さや痛みや願いを伴

111

うものなら，そして，かつて存在していた死者たちと，あるいは
この世に存在するあらゆる「存在しないものたち」と共に在るこ
とを深く信じさせるものなら，まさにそれらの声は私に届き・聴
こえてくるはずである。真のナラティヴとして。

4．おわりに

　語りとは，ナラティヴとは，（私にとって認識しえない）存在し
ないものを存在させようとする力であり意識である。もしそうな
ら，それはただの想像力と変わらないではないか，ということに
なるかもしれない。ただし，「存在しないもの」を知ることは想像
力を以ってしても難しい。なぜなら，それらは現に存在しうるあ
らゆるあれこれの事物であり出来事であり人でありその悲しみで
あり喜びであるからだ。そのようなものに知悉することはおそら
く神でもないかぎり不可能に近い。

　そんな私にとって知りえないものを知ろうとすることは，存在
そのもののあり方を知ることにかぎりなくつながっていく。それ
は，自分が知りえない，自分以外の世界に近づき理解しようとす
る力を意識することにほかならないからだ。ナラティヴとは，そ
ういう力そのものであり，その力によって，私にはいまだ意味の
ない「存在しない」声が，初めて声として届き，存在するものと
なりうる。

　だから，いかなる声が満ちていても，その声の内や外にある幾
多の在らざるもの（非存在）を，あるいは死や死者の力を感じる
ことがない限り，それらの声が私たちに届くことはない。そして，
一旦その声を感じ始めれば，それらの声の存在が，私たちの生と
共にあることを感じるに違いない。ナラティヴとは，想像を超え
た，よりリアルな苦しみや痛みや重さとして在りうるものなのだ。

112

第6章　なぜナラティヴなのか

　ナラティヴを真のナラティヴとするのは，ある声や響きの前で，幾多の在らざるものを，あるいは多くの死や死者を感じ，それらをできうる限りの現実（リアル）として存在させることである。そして，あたかも自らが幾多の事実や出来事の内に遍在し，そこであらゆる痛みや苦しみや肉声や叫びとして受け止め，新たに再生し存在させようとすることなのだ。

　ところで，このようなことを考えつつ，看護にはいったい何ができ何が望めるのだろうか。ひとつ言えることは，ナラティヴという言葉をあまり使わないことだ。使わずに済ませるのなら使わない。それに類する言葉も。黙すること。その代わりに，生れ出てくる言葉を探すこと。そうすれば，私たちは言葉を失い，同時にある種の意味を獲得することにもなるだろう。まさに，存在しないものを。看護師の実践的な営みのなかで，言葉が意識されることはまれである。それは多くの場合，言葉である以前に，日常行為の遂行にすぎないような何ものかでしかない。私は冒頭で看護の現代的な衰退について若干述べたが，その"病い"は思いのほか深いと言わなければならない。

　そこには，存在しないものを捉える言葉がない。だからこそ，ナラティヴなる"深遠"なる語がことさらに取り上げられ消費されねばならないのだ。看護には，そこに存在するものしか見えていない。いや見ないではいられない。見えるものとその変化こそが（科学的な）アウトカムと言われるものなのだ。そこには，存在しないものを捉える言葉は本質的には関与しない。そして，見えない，存在しないものを捉えようとするかなり本能的な努力は，多くは道半ばで放棄される。それは，もとからなかったことにすれば，何の問題にもならないのだから。ただ，忘却装置にかけるだけで，そのまま看護師を続けることは可能なのだ。

　いま看護師は，ナラティヴなどという言葉も不要だった時代よ

113

りも，自らの固有の能力を失いつつある。臨床現場のハイテクで
クールな繁忙さや緊張感，もはや計測の対象でしかない身体をさ
らす患者に対して，呼びかける看護師自身の生きた声は失われか
けている。看護の基本的な営みが何であるかという問いは，この
ような現実においてはもはや力を失っている。ただ自分自身とい
う小さな生をようやく保つのがやっとだと言わんばかりに，看護
師は追い詰められている。時代の波に，高度医療技術の行使と患
者の安全や管理という困難な課題の遂行そのものに，占領され自
らを失っている。

　それにしても，こうした現状は何ゆえなのか。この現実こそ悪
なのか？　そう言うのもたやすいことだが，看護は本来，失った
ものなどありはしないのだ。なぜなら，患者の抱える重い現実の
前に，患者と共に佇むことにおいては，少なくともなんら変わる
ところはないのだから。しかし，その出発点から，看護はあまり
に遠ざかりすぎた。そして，いつしか見失ってしまった。かつて，
ベッドサイドで感じた初々しいほどの患者の感覚を。その苦しみ
と痛みと嘆きの幾ばくかを。それらを，やがて，物差しで測り，○
と×のチェックリストに変え，パソコンを盾に患者の傍らを過ぎ
去ってしまったのだ。

　いま，だからこそ，ナラティヴを必要とするのだ。しかも，こ
とさらにそう宣言することのない"ナラティヴ"こそが。わたし
たちは，患者を前にして，まずは患者の「不在」を感じる必要が
あるのだ。患者は，目の前にいるが，いない。いないものとして，
その存在を感じ回復させること，それこそが，ナラティヴの最初
の営みというべきものだろう。

　私たちは，患者の回復の前に，患者の「存在」の回復を果たす
必要がある。そのようなあり方に向けて必要なものこそが，ナラ
ティヴなるものだ。それは，患者という他者をいったん不可視に

し，それを見えるものとして捉える前に，存在するものとして回復させるのだ。その時，看護師の意識のなかに生まれるであろう，存在しないものを存在させようとする力こそが，ナラティヴの出発点であり回帰点でもある。

そこには，チェックリストもパソコンも不要だ。というより，そういう時代によって，見えなくなったものこそ回復されるべきなのだ。それは見えない。しかし，それを自身や他者の言葉として回復させること，存在させることはできる。それは祈りに近い。だからナラティヴはかくも弱々しいものなのだ。不確かな存在である現実をつかもうとするものだから，それ自体が不確かであり脆弱である。そういう弱さであるがゆえに，存在しないものへの感覚を有することができるだけだ。

このように頼りないものが，いまの看護師に似つかわしいものかどうかはよくわからない。ただ，誰か一人にでも，こういう不在や不毛を豊かにし，そして確かに満たしてほしいと思う。その頃には，ようやく，患者は自分自身を僅かばかり取り戻しているに違いないのだから。

　文　　献
1）いとうせいこう：想像ラジオ．河出書房新社，2013.
2）いとうせいこう：文藝　いとうせいこう「想像ラジオ」を語る　kindle版．河出書房新社，2013.
3）いとうせいこう：存在しない小説．講談社，2013.

第7章

研究的臨床実践とナラティヴ・アプローチ

1．研究的臨床実践とは

　看護研究において，研究の成果とその臨床実践への適用との乖離が取り沙汰されて久しい。看護研究が，どんなに抽象的で普遍的な「目覚ましい」結果に辿り着いたかに思えても，それらは，臨床実践の現場にとってはすでに自明すぎることであったり，適用困難なほど漠然としたものに過ぎなかったりということにもなりかねない。また逆に，臨床実践の場において，どれほど切実に困難や不安や不合理等を感じていたとしても，そのような現実や状況が研究者による研究テーマとして取り上げられるとは限らない。

　ここには確かに，看護研究と看護実践との乖離や切断が存在する。もともとこの両者は，互いが互いの動機でありかつ結果の一部であったはずのものなのだが，必ずしも実践の困難は研究の動機づけとはならず，研究の成果は実践を新たな形に導くものとはなりえない。それはなぜなのか。

　ひとつには，看護研究と看護実践との役割的な距離感の問題があるだろう。現状において，多くの場合，看護研究は，教育・研究機関（大学等）に属する研究者や大学院生などが行うのが通例であろう。もちろん，臨床現場の看護職が，継続教育や院内教育の一環として看護研究を行うこともしばしばであるが，多くは，多

忙な業務の合間にいわばノルマ消費的に（かなり受動的かつ簡便に）行われることが普通ではないだろうか。つまり，研究においては，基本的に教育・研究職等が主導しつつ，臨床現場の看護職はいわば副次的に行うものというのが現状ではないだろうか。

　看護研究の本来の「はじまり」を考えてみれば，こうした状況は，いわば逆転現象ともいえるものである。研究の「はじまり」つまり動機は，基本的には，臨床現場において生まれ・求められるものであって，そこから研究が本格的に着手されることがより自然と言えるのだが。現実には，臨床における看護ケアこそが主たる業務であり，それ自体が最大の関心であるため，あれこれの問題を研究課題として捉えようという余力もなければ，その方法や手段にも詳しくないというのが現状であろうか。したがって，あえて研究を行おうとしても，看護ケアという業務のごく付属的な取り扱いにしかならないということになる。

　一方，教育・研究機関（大学等）の研究者や大学院生であれば，すでにそれぞれが看護職種としてのキャリアを有しつつ，研究者という立場で，改めて臨床の現場やさまざまなフィールドにアクセスすることが可能である。ただし，この場合でも，研究者の臨床経験の程度や研究対象とするさまざまなフィールドとの関係性（そこでの臨床経験の有無や自らの専門領域との異同等）によって，研究者と実践現場との距離感は多様なものとなる。そのようななかで，研究者にとっての研究の「はじまり」もまた多様なものになるだろうし，少なくとも臨床家が日々目にしている臨床の現実そのものとは一線を画する立場からの研究となるのは当然だろう。

　このように考えると，看護研究とは，その動機づけから言えば，まずは臨床実践の場にいる看護職自身が行うことが望ましいのは明らかである。しかし，その日常業務を考えると，看護研究に時

間を割くだけの余裕もなければその方法にも馴染んでおらず，なかなか実現が困難であるという現実に突き当たることになる。それゆえ，教育・研究機関等の研究者が研究を行えばよい，ということにもなるのかもしれないが，先にも述べたように，このような研究者たちの立ち位置は，臨床の生きた・困難な現実からは距離感のある後退した場所にある。そのため，臨床の深部にある真に解決されるべき問題にアプローチすることが困難となる可能性が高くなる。

　その意味でも，あくまでも臨床の実践家こそが，目の前の困難な現実への問題意識や問いを持ち，「研究的に」活動することこそが求められると思われる。つまり，「日々の臨床実践そのものがすでに研究的であり研究である」という発想であり，スタンスであって，私はこれを「研究的臨床実践」と呼ぼうと思う[7, 8, 10]。

2．臨床実践を「研究的」にするためには

　「日々の臨床実践そのものがすでに研究的であり研究である」という言明は，今のところ真実とは言い難い。「臨床実践とはあくまでも臨床実践であって研究的でも研究でもない」という言う方がより正しいに違いない。ただし，これも完全に正しいとは言い切れない。なぜなら，臨床実践とは，とりわけここでは看護実践であるが，先にも述べたとおり，もっぱら看護ケアという業務にほかならないが，同時にそれは研究的な要素を少なからず備えているからだ。それは，ほかでもない，看護過程という方法を，看護ケアはともかくも前提にしているからである。

　看護過程とは，看護職者なら知らぬ者はいない，看護基礎教育の要ともいえるものである。それは，看護ケアの実施全体を，情報収集，評価（看護問題の特定＝看護診断），看護計画立案，看護

ケアの実施，という一連の過程ないしサイクルとして概念化し構成したものである。この内容を見てわかるとおり，情報収集して問題とその原因を特定（看護診断）し，それに基づき作成した看護ケアを実施するというものだが，その問題探索的なプロセスは，研究的な問いや探索の視点・方法を，部分的とはいえ十分に共有している。

　私が看護学生であった当時，あらゆる看護専門領域の臨地実習において，この看護過程を実施することが義務づけられ，その度にひどく苦労しまた辟易したことを鮮明に覚えている。それだけ，この看護過程なるものは，ほとんどの看護学生にとって，避けることのできない「通過儀礼」か「障害物」のごとく存在していた。かなり膨大な記録量に疲れきりながら，さらに教師からの厳しく事細かな指摘や指導に途方に暮れる，などということを，看護学生なら多かれ少なかれ経験しているはずである。

　ところが，学生時代には，これほどの重大事であったにもかかわらず，看護師の資格を得て現場に出てみるや，この看護過程なるものは，突如として影が薄い存在というか，あたかも存在しないかのような存在になってしまっていることに気づくことになる。代わりに，標準看護計画，クリニカルパス，NANDA-I 等々が，すでに電子カルテ内に構築された看護過程の「模造品」（既製品）として，ほとんどの事例に対応できるように類型化・典型例化されて用意されている。

　このため看護師は，それらの既製品を，患者の現状に照らし合わせて選択し利用すれば，それだけでとりあえずは看護過程を実施したことになってしまう。そうすれば，看護過程に伴う思考や実践のプロセスを逐一自らたどる必要はなく，あるいは少なくとも学生の頃のように，事細かな情報収集やアセスメント等のプロセスを明示的には経ることなく，看護ケアを決定し行うことが可

精神看護のナラティヴとその思想

能になるのである。これは，本来，看護過程が有している（と先述した），探索的プロセスつまり看護実践における研究的要素を半ば自動化し省略してしまう，という事態を意味している。

　これは確かに不幸なことではあるが，ある意味もっともなことでもある。なぜなら，ただでさえ多忙な臨床現場において，看護学生よろしくまっさらなアセスメント用紙を用いて，ひとつひとつ丹念に情報収集しかつ評価などしていたら，確実に日が暮れてしまうから，ということであろう。同時に，ある程度熟達したスタッフで構成される臨床現場では，多くの場合，各事例の問題解決への見通しはつきやすく，既製品の看護過程やケアプランを利用してもさしたる支障は出ないということでもあろうか。

　だとしても，看護学生時代にあれほどこだわった看護過程なるものが，これほど簡単に半ば「放棄されて」しまうのは確かにショックでもあるし，たいへんな損失に思えてならない。特に，先述した「研究的臨床実践」なる考え方を，あくまでも臨床において推し進めようとするとき，看護過程に内在する探索的な思考プロセスそのものの臨床的衰退は看過できないものに思えてならない。

3．研究的臨床実践としての看護過程を再考する

　研究的臨床実践として看護過程の思考プロセスを活用しようとする場合，そこには多くの課題が存在する。というより，そもそも看護過程を実践しようとするとき，そこには今日的で原理的な問題が置き去りにされたままだと言った方がいいのかもしれない。それは，看護過程の重要なプロセスである情報収集やアセスメント（評価）を実施する際に用いられる，さまざまなアセスメントカテゴリー（概念的な項目区分のこと）のあり方に関わる問題で

ある。これまで，看護過程に用いられるアセスメントカテゴリーとしては，例えば，ヘンダーソン理論，オレム－アンダーウッド理論，ゴードンの「機能的健康パターン」などに基づくものが用いられてきた。

これらの看護理論等に基づくアセスメントカテゴリーのひとつの特徴としては，すでに開発されてから古くは半世紀ほどの年月を経たものもある（特にヘンダーソン理論等）という事実である。そして，主にこの時代的古さによって，いずれの（他の）看護理論にも最もよく刻印されていると言えるのが「対象論」とでもいうべき考え方である。看護学において，この「対象」という用語は，看護の対象という意味であり，病んだ人から健康人までを意味する言葉である。そして，この対象は，看護を実施する相手としての対象のことであり，看護師－看護の相手（対象）関係という「対をなす関係」という考え方を基礎に置くものと言っていい。

ここから導かれる「対象論」的考え方とは，看護あるいは看護師とは，看護の対象（相手）を看護するもの，というかなりシンプルな二者の相互関係の内にあり，なおかつおおむね施設（病院等）という閉じた場で活動することを前提として成立してきたという事情もある。しかし，このような考え方は，主として施設内において完結した看護を志向していたかつての時代においては妥当だったかもしれないが，たとえば多職種によるチーム医療や，地域移行や地域（在宅）看護をより強く志向する現代の看護においては，かなり狭小な考え方というほかない。事実，従来の看護理論等に基づくアセスメントカテゴリーには，「家族」や「地域」などという言葉すらほとんど見出せない。

それ故，先述した従来の（さまざまな看護理論等の）「対象論」的な看護モデルに欠落している考え方のひとつは，「社会モデル論」的な考え方である。これは，特に，私が専門とする精神看護

121

学領域において，旧来の収容的な精神医療から地域精神医療へという転換が目指されるなかで，従来の看護モデルには，地域移行（退院）や地域に関わるアセスメントカテゴリーが皆無であったことから，より現実的な必要性を強く感じていたものであった。もしこれがなければ，授業において，いくら地域精神医療を強調していても，いざ実習においては，そんなことは検討項目（アセスメントカテゴリー）にさえあがらない，ということになり，たいへんな言行不一致をしているという思いが強かった。しかも，学生が，そのような意識をもたぬまま，臨床の看護師として育っていくとしたら，それも看護基礎教育のたいへんな手落ちになるのではないかとさえ思えたわけである。

　さらに，従来の看護モデルに付け加えるべき考え方は，「相互作用論」と「当事者論」の二つであると思われた。

　「相互作用論」とは，臨床人類学における説明モデル[5]の考え方から示唆を得たものである。臨床人類学によれば，医療とは，本人，家族，医師，医療スタッフ（看護師，作業療法士，ソーシャルワーカー等）等各人の多様な説明モデル（病いや障害にまつわる現状への主観的理解や説明のこと）間の葛藤と調整という形で進められるものとされる。これに倣い，対象論的な看護師－本人（対象）の二者関係のみに捕らわれず，家族や医師，看護師等の医療スタッフの説明モデルやそれらの間の相互作用性を，アセスメントの対象としてアセスメントカテゴリーに反映させることとした。つまり，これまでは（アセスメントカテゴリー上は）患者のみをアセスメントすればよかったのであるが，さらに家族や医療者自身と，それらの間の関係性をもアセスメントされるべき対象としたのである。

　残る「当事者論」であるが，これは一部上記の「相互作用論」とも重なる論点であるが，従来の対象論のなかでは，本人はひた

第7章　研究的臨床実践とナラティヴ・アプローチ

すら医療スタッフによって対象化される存在だった。しかし,「当事者論」的考え方のなかでは, 本人のみならず, 患者も家族も医療スタッフさえも, 誰かによって対象化され・客観視される以前に, 自ら語る（主観的な）存在として存在している。つまり, 各人がそれぞれの主観的な願望や先の説明モデルを持って生きている。それらに焦点を当てつつ, 本人のみならずさまざまな立場（家族や医療者自身さえ）をアセスメントすべきものとして捉え, アセスメントカテゴリーに明記することにした。ここでは, 特に, 本人自身の言葉によるあるいは言葉にもならない願望を捉えることが最重要となる。慢性の病いや障害を有する人々にとっては, どんな小さな願望であれその実現への僅かな兆しさえあれば, 生きる強さ（ストレングス）を得ることが可能となりうるからである。

　最後に, これまで批判してきた「対象論」であるが, そのすべてを無効なものとするわけでは決してない。むしろ, 従来からある「対象論」（的看護モデル）は, 主に本人の客観的あるいは身体面・生活面に関する基本的事実をしっかり把握しておくためには, 必要不可欠なものであると考える。

　以上のことから, ここで新たに提案するアセスメントカテゴリーに係る看護モデルは, 従来からの「対象論」（的看護モデル）の一部に加えて,「社会モデル論」,「相互作用論」,「当事者論」を追加し修正して構成したものであり, それぞれの構成要素を考慮して『ICF 修正型相互作用看護アセスメントモデル』と称することとした[9]（＊ここで ICF とは「国際生活機能分類」の略号であり, その基本概念である「社会モデル」論を参照しその名称を引用した）。

　以下が, 上記アセスメントモデルのアセスメントカテゴリーとその基本属性の一覧である（表1）。

精神看護のナラティヴとその思想

表1 『ICF 修正型相互作用看護アセスメントモデル』のカテゴリー一覧
（2017 改訂版）

アセスメントカテゴリー	基本的な属性
1）個人因子と健康課題	個人の発達的諸特性と健康（生活歴・病歴等含む）
2）呼吸－循環－体温	臨床的な生命兆候
3）心身機能と薬物療法	認知機能，精神（身体）症状，薬物療法と副作用等
4）栄養－代謝	食事・水分摂取，代謝機能，皮膚状態等
5）排泄	排泄（排便・排尿）機能および排泄行為等
6）活動－休息および安全	活動（移動や ADL 等）や睡眠，自他への安全等
7）コミュニケーション能力と対人関係	発話機能，会話能力や対人関係性等
8）本人にとっての願望や説明モデル	本人に内在する願望（願い）や現状への主観的説明（説明モデル）
9）家族や医療者にとっての願望や説明モデル	家族や医療者の持つ願望や現状への主観的説明（説明モデル）
10）本人にとっての医療環境	本人から見た医療施設の人的・物的・治療的「環境」
11）本人と家族・地域・社会との関係	本人を受け入れる家族，地域，社会との関係（地域での制度利用や支援体制を含む）

4．看護過程とナラティヴ・データ

　看護過程においては，表1のような看護アセスメントモデルのアセスメントカテゴリーごとに情報収集をすることから開始される。その際，よく推奨されるのが，Ｓデータ（主観的データ：基本は患者の話したこと）とＯデータ（客観的データ：記録者が見た

こと実施したこと等）に分けて情報収集することである。しかし，この区分に沿ったデータ収集は，おそらく経過記録にSOAP記録（POS：問題志向システムによる経過記録方式のこと）が採用されたことによるものと思われるが，極めて散漫な情報収集と言わざるを得ない。なぜなら，ＳデータとＯデータとの区分は，「（患者が）言ったこと」と「（記録者が）見たことしたこと」に分けるのみで，それぞれの情報の持つ属性を問わないため，さまざまな情報が入り乱れて記述されることになるからだ。

　たとえば，「排泄」のアセスメントカテゴリーを例に取ると，排便と排尿との区分，さらにはそれぞれの回数や性状の区分，そしてそれらの排泄行動面での特徴などの基本属性を考えることができるが，Ｓ／Ｏデータ区分では，これらの基本属性にとらわれず，データがいわばランダムに記載されることになる。そうなれば，そのようなデータは，次の段階として，先に述べたような基本属性ごとに区分し再編・再配置する必要が出てくる。これは，情報を整理（つまり分析）する上で必然的な流れあるいはプロセスとなるはずだが，逆に言うと，Ｓ／Ｏデータ区分では，このプロセスを踏まない整理（＝分析）がなされているということになる。

　この弱点を補うためには，Ｓ／Ｏデータ区分を行う前に，まずある程度の基本属性ごとに，小項目を設けて情報収集を行う必要があると思われる（実施するなら，その後にＳ／Ｏデータ区分を行うべきであろう）。かつて，一世代前？の看護過程においては，このようなことがごく自然に行われていたはずであるが，Ｓ／Ｏデータ区分が行われ始めたことによって，データ分析の過程はずいぶん「退行」してしまった感がある。こうしたことが，果たしてどうして「常識」となってしまい，疑われることがないのか理解に苦しむところである。

　とはいえ，情報収集において，Ｓ／Ｏデータ区分としたことに

は，大きなメリットが確かに存在する。それは，Sデータをあえて特記したことであろう。なぜなら，Sデータの特定によって，（基本的に）患者の「発言権」が確保できたからである。しかも，伝聞調の「……のようなことを言っていた」等の記述でなく，患者の直接話法的な「……と言った」という表現，まさに患者の語り＝ナラティヴというにふさわしいものが残せるようになった。

　このことのさらなる意義は，臨床場面において，患者が何を言っていたのか，といういわば一次資料が残されることによって，後日，改めて特定の臨床場面を再構成することが可能になったのである。そういう再構成が可能となれば，先の「研究的臨床実践」を実施する際の基本的な研究データを提供することにもつながることになる。

　そのような意味でも，このSデータが，基本的に「患者の発言」とされていることについて，付言しておく必要があろう。そもそもSOAP記録において，Sデータが患者の発言のみとなっているのはたいへん不自然な印象が否めない。なぜなら，患者の発言のほとんどは独り言などではなく，あくまでも「誰か」との会話であることが普通のはずである。とすれば，その「誰か」，たとえば看護師や医師や家族との会話のなかに位置づく，患者の語り＝ナラティヴとして記述することがより自然であろう。

　つまり，ここでのSデータは，患者の発話のみでなく，医療者や家族等の関係者を含めた会話データあるいは広い意味でのナラティヴ・データ（Nデータ）とすることが望ましいと思われる。そうすることによって，多くの当事者間に生じる葛藤や相互作用をそのまま記述することも可能となり，特定の臨床場面の再構成も，より詳細かつリアルなものとなりうるだろうし，それを基とした「研究的臨床実践」の展開もより容易になると思われる。

　したがってこれを，経過記録のSOAP記録に取って変わるもの

として，新たに NOAP 記録とすることを提案したい（アセスメントの情報収集における S データから N データへの変更も含まれる）。ここで S から変更された N とは，特定の臨床場面において登場し発言した，各当事者のナラティヴ（narrative）データを意味するものである。

5．看護過程から「研究的臨床実践」を いかに構成すればよいか

　先にも述べたように，本章のテーマはまず，「研究的臨床実践」なる営み，すなわち臨床看護においていかに研究的視点・実践とを持ちつつ同時に看護ケアを行うことができるのか，看護ケアという実践と研究的な視点・実践とをいかに融合的に統合して追求できるのか，ということであった。

　その主な方法として，看護過程を批判的に検討しながらこれを用いようとし，先には新たな看護アセスメントモデルとして，『ICF 修正型相互作用看護アセスメントモデル』を提案した。さらに，看護経過記録等のカルテ記録（以下，看護経過記録等）における SOAP 記録の S データを，N（ナラティヴ）データとすることで，臨床看護場面を，より多くの当事者間の相互作用（会話＝ナラティヴ）として把握することが可能となることを述べた。

　上記のような手段を用いて，いかに「研究的臨床実践」を実践すればよいのか？　これが次なる問題である。まずは，現在の臨床現場においては，半ば「自動化」されてしまい，実質的な思考と実践のプロセスとはなりえていない看護過程を，いかに臨床実践の現場に取り戻すか，が課題であるが，看護学生のそれを忠実かつ懐古的に復活させる等はナンセンスである。しかし，看護過程そのものが持つ思考と実践のプロセスは，多様で錯綜した情報か

ら，そこで起きている問題とその原因を探索しつつ，ケアプラン
を策定して問題解決を図るというものであるから，基本的に，研
究的探索プロセスを内在させている。

このため，臨床現場の看護実践が，半ば「自動化」されている
とはいえ，ある種の習熟や反復による「自動化」ということも含
めて考えれば，看護実践には看護過程のもつ研究的な骨格がすで
に内在しているということもできる。だとすれば，この半自動化
した看護過程のあり方を，より現場受容的なレベルにまで実践的
で日常遂行可能な形に修正したものが必要となろう。

一方で，すでに半自動化してしまっている看護過程そのものを
改めることは相当な困難を伴う。先に述べたとおり，旧来の看護モ
デルを修正して，『ICF 修正型相互作用看護アセスメントモデル』
にすることは，臨床現場に存在する課題やテーマの姿をより現代
的・立体的に捉えるために有用ではあろう。ただし，このような
ものを作成したとしても，結局は従来の看護過程と同様に，ステ
レオタイプな標準看護計画等に置き換えられてしまう可能性は高
い。しかも，それを回避しようとしても，より現実的な時間と労
力の制約という問題が再び出現する。

こうした問題を乗り越えるためにも，ケアプランを作り出す看
護過程そのものよりも，実質的に看護過程のあらゆる局面で，関
連する基礎情報等を提供してくれる看護経過記録等に着目したい
と思う。ここでは，看護経過記録等は，基本的に新たな『ICF 修
正型相互作用看護アセスメントモデル』に伴うケアプラン等にも
関連して記録されることになるが，この看護経過記録等の記載方
法の修正とその分析的評価等をもって，先述の「研究的臨床実践」
の主たる基盤とすることを提案したいと思う。

その骨子は，まず従来の POS 方式の経過記録に用いられてきた
SOAP 記録を，先述した NOAP 記録に置き換えることである。そ

して，この NOAP 記録またはＮデータを，分析の対象として，リアルタイムまたは後方視的に分析を加える（その方法は後述する）ことから，臨床的に有意味な研究的な探索を行おうとするものである。

6．Ｎデータの分析方法（ナラティヴ・アプローチ等） について

　上述の看護経過記録等のなかの NOAP 記録を，「研究的臨床実践」という問題意識に沿って，どう分析するのか。情報としては，Ｎ：ナラティヴ・データ，Ｏ：客観的データ，Ａ：アセスメント，Ｐ：ケアプランと，基本的に情報量が多く，かつ個々の情報属性が異なるものの集合体なので分析の難度が上がる。しかし，多くの異なる視点から事例を記述し評価できるので，全体像をより豊かに把握することができるだろう。そして，この NOAP 記録のより基本的な特性は，時間軸の上にきちんと連続して（シークエンシャルに）並んでいることである。

　この結果，経時的に事例のどんな部分がどんなふうに変化していっているのかを，きわめて明瞭に追跡することが可能になる。実際，こうして，事例を時系列に沿って（時間間隔は多様でも）連続的に追跡しその変化等を分析することを，Flick はシークエンス分析と称している[1]。これに対し，時系列の連続性（前後関係）に留意せず，言葉の意味や概念で語句や文等を切片化（さらにコード化）し，いくつかの類似したグループ（カテゴリー）にまとめ上げていくような分析法が複数あり，その代表例がグラウンデッド・セオリー・アプローチである。

　Flick は，上記のようなシークエンス分析と，カテゴリー化等を目標とするコード化（以下，これをより一般的に「カテゴリー化

分析」と称する）とを，テクスト分析に関わる質的研究法の二分法的な基本的戦略として明記している[2]。

　NOAP 記録を分析する場合でも，上記のシークエンス分析，カテゴリー化分析のいずれでも実施することが可能である。それは，研究目的に応じて選択されるべきものであるにすぎない。ただし，臨床事例を分析する場合，時間的経過という要素はある意味必須のものといってもいい。事例は，時間と共に生起し，変化し，時に収束しうるものであり，時間的経過と無関係には存在しえないものである。たとえば，カテゴリー化分析によって，ある期間における事例の発言内容をカテゴリー化するという場合，たとえ発言内容がきわめて類似していても，異なる時点における発言は異なる意味合いで用いられていてもおかしくはない。したがって，カテゴリー化分析というのは，形式的で仕分け的な分類・整理には向いていても，文脈的・意味論的な整理には必ずしも向いていない。

　ところで，NOAP 記録のなかでも，Ｎデータは，先にも述べたように，患者（本人），家族，医療スタッフ，その他，臨床に関わる人々であれば，それぞれの人々の直接話法的発話を記録するものであった。このＮデータのみを取り出して，上記のシークエンス分析を行うだけでも，各人のさまざまな発話内容やその意図等を把握することは十分可能である。特にＡ（アセスメント）やＰ（ケアプラン）は，それぞれ医師や看護師などの医療スタッフが書くものであるが，これらは，たとえば，Ａとして看護師が「患者への対応はこれでいいのだろうか」などと書き，またＰとして医師が「もう少し患者の希望に沿うようにしたい」などと書く場合があり，それぞれがほとんど医療当事者の語りになっている場合がある。そのような場合は，ＮとＡ，Ｐとがほとんど変わらぬ内容を表しうることに留意しておく必要がある。

第7章　研究的臨床実践とナラティヴ・アプローチ

このようにNデータであれ，Ａ，Ｐであれ，語り＝ナラティヴ
として表現されたものを，実際にはどのように分析していけばい
いのだろうか。

先に，Flick によるシークエンス分析なる総称を示したが，これ
らはさらに，会話分析，ディスコース分析，ジャンル分析，ナラ
ティヴ分析などのいくつかの下位分類に分けられている [1]。しか
し，これらの方法は，基本的にテクスト内容の解釈などよりも日
常的状況の形式面の分析に向けられたり（会話分析），会話や出来
事のバージョンがいかに組織化され構成されるのかの分析に向け
られたり（ディスコース分析），会話分析的な手順がより大きい
単位の資料や会話の形態（ジャンル）に拡張された分析に向けら
れたりするもの（ジャンル分析）である。またナラティヴ分析も，
基本的には人生のナラティヴから事実の経過を再構成するものと
されている。

さらに，従来からナラティヴ・アプローチ [13] と称されてきた
方法も，広義には先のシークエンス分析に含まれると思われる
が，よりナラティヴに特化したものとしてさらに詳述されてい
るのは，Riessman によるナラティヴ研究法 [14] であると思われる。
Riessman とその関連文献 [12] によれば，ナラティヴ研究法には，主
にテーマ分析，構造分析，対話分析の3つの分析方法があるとさ
れている。

テーマ分析 [15] では，主に個別事例におけるナラティヴの内容
を，テーマに着目して分析するものであり，分析の対象は語られ
たことであり，語りの相互行為的な側面は含まれない，としてい
るが，具体的な分析プロセスは必ずしも一定ではなく多様である
ように思われる。

これに対し，構造分析 [16] は，Labov [6] によるものであり，ナ
ラティヴの6つの要素として，概要（abstract），オリエンテー

131

ション（orientation），行動の展開（complicating action），評価（evaluation），帰結（resolution）結尾（coda）があるとし，ナラティヴ・データを，この要素に区分することによって構造化している。また，これに若干似ているのが，Gee のアプローチ [3,17] であり，Labov のナラティヴの定義には合致しない，たいへんに長い話や，話がそれたり，話が急に前や後ろに飛んだりするような場合には，音韻的特徴（ピッチ，イントネーション，間などのマーカー）を手掛かりに意味のまとまり（連：スタンザ）を組織化しようとするものである。

　最後に対話分析 [18] であるが，先のテーマ分析や構造分析では「何」が「どのように」語られているかが問われているのに対し，より幅広く多様な解釈的アプローチであり，語り手のあいだで，相互作用（対話）によって会話がどのように作り出され，またナラティヴとして演示されるかを探求するものであるという。このため，語り手のナラティヴそのものが対象となるのではなく，語り手と聞き手（たち），研究者とトランスクリプト（逐語録），テクストと読者との間などの多様な相互作用や，より広い文脈から生み出される意味の生成過程が探索の対象となる。しかし，その方法論は，研究ごとに多様であり，形式的な定型を必ずしも持たないようである。

　いずれにせよ，Riessman の提示するナラティヴ研究法なる上記３つの分析方法は，いずれもいくつかの研究事例を引きつつ説明されているものの，実際の研究方法論として利用するには，手続き論としても形式論としてもたいへん多様なものであり，十分明確なものとなっていないように思われる。ただし，Labov の構造分析や Gee のアプローチなどは，一定の分析的視点を具体的に示しているものの，Labov のアプローチでは，ナラティヴ・データをあらかじめ定められた内容区分ごとに構造化するものであり，

データそのものに基づく（データ・ベーストな）多様性を損ない
かねない。また Gee のアプローチも，ナラティヴ・データを音韻
的な区切りで連（スタンザ）に区分するという発想は，分析的な
ひとつのユニークな視点であるが，その後のプロセス等は必ずし
も説得的なものとはなっていない。

7．研究的臨床実践のためのシークエンス分析 あるいはナラティヴ・アプローチ

　上記のように，既存のさまざまなシークエンス分析やナラティ
ヴ・アプローチを検討したが，これらは，臨床看護の現場におい
て，先述した「研究的臨床実践」を展開するための方法としては，
妥当でかつ適用が容易な方法とは言いきれないように思われた。

　以下，看護経過記録等の NOAP 記録ないしそのなかのNデータ
を主な対象として，それぞれのデータの意味内容も構造もある程
度同時に捉えられ，かつ簡潔な形式的構造を持つ方法論を提案し
たいと思う。これは，主にナラティヴ・データを対象とするため
ナラティヴ・アプローチの一方法と言うべきかもしれないが，そ
の他のテクストデータも対象としうるので，より一般的に「シー
クエンス分析」と呼ぶに留めたいと思う。その概要[8, 10] を，図を
用いて説明していく。

　図1の左端列に表記されたＡ欄（＝行）にあるものは，〈時系列
的・文脈的に再構成されたテクスト〉である。ここでいうテクス
トとは，先に述べた NOAP 記録ないしそのなかのNデータなどか
ら，臨床家の有する研究的な問題意識に沿って，時系列的・文脈
的に収集され再構成されたテクストである。また，このテクスト
を，より意図的な研究手法としてのインタビュー等から再構成す
る場合には，まずはそれらのデータ（逐語録）を時系列的・文脈

精神看護のナラティヴとその思想

D	構造概念 I （　　　）					構造概念 II （　　　）				
C	構成概念 1 （　　　）		構成概念 2 （　　　）			構成概念 3 （　　　）			構成概念 4 （　　　）	
B	P-① （プロット =コード）	P-② （　）	P-③ （　）	P-④ （　）	P-⑤ （　）	P-⑥ （　）	P-⑦ （　）	P-⑧ （　）	P-⑨ （　）	P-⑩ （　）
A	(……………………………………………………………………………………………) 〈時系列的・文脈的に再構成されたテクスト〉 注) 上記……はテクストの略号，↑はテクストの分割位置。									

分析の方向　テクストの時系列の方向 ——————→

図1　シークエンス分析の実施模式図

的に整理あるいは再配置することから始めなくてはならない場合が多いと思われる。

　次に，B欄（＝行）においては，上記のテクストデータを，一定の意味内容（意味段落等）ごとに分割し，その分割部分を要約する題名（コード）を，ここではプロット（筋立て）と称して記述する。ここで行っていることは，基本的には，先の「カテゴリー化分析」と同じ内容であるが，文脈的内容を保持するという意味でコードと言わずプロット（筋立て）と表現している。そして，C欄（＝行）においては，前後する類似した意味内容のいくつかのプロットをまとめ，その区分を要約する題名を（シークエンス）「構成概念」と称して記述する。これによって，対象となるテクストの全体構成における，主要な概念とその構造の区分がしだいに見えてくることになる。

　最後に，D欄（＝行）においては，さらに，前後する先の類似した意味内容のいくつかの（シークエンス）「構成概念」をまとめ，そのまとまり全体を要約する題名を（シークエンス）「構造概念」

と称して記述する。これは，先の「構成概念」をさらに取りまとめて抽象度を高めたものであり，これによって複雑な事例や出来事のより明瞭な全体構造の概念的（意味論的）骨組みを明らかにすることができる。さらには，図1は1事例（1記録）のみの分析模式図だが，複数の事例（記録）を同様に分析し，それぞれの結果を比較検討することにより，事例（記録）に共通する（あるいは相違する）全体構造のあり方を見出すことも可能である。

　ところで，NOAP記録をこのシークエンス分析で分析する場合，NOAP記録そのものが問題志向のPOSの経過記録であるため，基本的にはテーマ（問題）ごとの記述となり，そのテーマ（問題）ごとに上記のプロットが決まってくるということはありうる。さらに日々の臨床実践のなかから，特定の研究疑問が浮かび上がってくれば，この研究疑問に沿って，上記プロットをやや選択的に配置して（これはもちろん時系列的・文脈的構成を壊すことなく行われるのだが），特定の研究疑問探索のためのシークエンス分析が進行し，シークエンス構成概念やシークエンス構造概念などの意味論的な構造化を推し進めることができるだろう。

　そして，このような分析を行うことにより，臨床事例に関わる特定の研究的探索を，日常臨床の遂行と同時に（NOAP記録の作成と共に），まさに「研究的臨床実践」として行うことが可能となると思われる。[注1]

　文　　献

1）Flick, U.: Qualitative Sozialforschung, Rowohlt Verlag: An Introduction to Qualitative Research. pp.334-357, Sage, 2009.（小田博志監訳：新版質的研究入門―〈人間の科学〉のための方法論. pp.406-434，春秋社，

注1）本論でいうシークエンス分析に関わるものとしては，（看護経過記録等の分析ではないものの）私が指導教員として関わった2つの研究論文（修士論文）[4,11]がすでに存在する。

2011.)

2) *Ibid.*, p.306, 邦訳 p.372.

3) Gee, J. P.: A linguistic approach to narrative. Journal of Narrative and Life History / Narrative Inquiry, 1, 15-39.

4) 河口朝子：認知症患者の帰宅要求へのかかわりとその意味―シークエンス分析の試み．国際医療福祉大学大学院・保健医療学専攻・看護学分野，修士論文，2006.

5) Kleinman, A.: Patients and Healers in the Context of Culture. University of Calfornia Press, 1980. （大橋英寿，遠山宣哉，作道信介他 1 名訳：臨床人類学―文化のなかの病者と治療者．弘文堂，1992）

6) Labov, W.: Language in the inner city - Studies in the black English vernacular. Philadelphia: University of Pennsylvania Press, 1972.

7) 松澤和正：臨床看護師による質的研究のために：その課題と新たな展開に向けて．臨牀看護，36(8), 1102-1106.

8) 松澤和正：「臨床実践としての研究方法論」の可能性：研究的臨床実践とシークエンス分析の試み．精神科看護，39(1), 20-26.

9) 松澤和正：看護への問いをいかに育てるか「ICF 修正型相互作用看護モデル」の試み．精神科看護，39(1), 20-26.

10) 松澤和正：「研究的臨床実践」の可能性と試み―生きていることのエスノグラフィーに向けて．スポーツ社会学研究，22(2), 39-52.

11) 村上貴子：ケースカンファレンスにおける問題解決過程について―シークエンス分析を用いて．国際医療福祉大学大学院・保健医療学専攻・看護学分野，修士論文，2007.

12) 灘光洋子・浅井亜紀子・小柳志津：質的研究方法について考える―グラウンデッド・セオリー・アプローチ，ナラティブ分析，アクションリサーチを中心として．異文化コミュニケーション論集，12, 67-84, 2014.

13) 野口裕二：ナラティヴ・アプローチの展開．In：野口裕二編：ナラティヴ・アプローチ．pp.1-25，勁草書房，2009.

14) Riessman, C. K., Narrative Methods for the Human Sciences. Sage, 2008. （大久保功子・宮坂道夫監訳：人間科学のためのナラティヴ研究法．クオリティケア，2014.）

15) *Ibid.*, pp.53-76, 邦訳 pp.101-145.

16) *Ibid.*, pp.77-92, 邦訳 pp.149-176.

17) *Ibid.*, pp.93-103, 邦訳 pp.177-196.

18) *Ibid.*, pp.104-140, 邦訳 pp.165-199.

第8章

看護批判としてのナラティヴ

1.「看護とは何か」という問いから

　看護とは何か，という問いは，確かに多様でありうる。看護と看護学の違いは何か，という疑問もある。さしあたって，看護という実践に関わるものを看護と呼び，その実践を「学」としてまとめあげたものを看護学と呼ぶべきだろうか。いずれにせよ，看護（学）とは，看護実践家の行為やその記述や説明のすべて，看護学や看護理論に関わる知識や概念のすべて，に関わるものとでも言えるだろうか。

　さらにXとは何か，という問いは，Xは「何でないか」，という問いにしても答えうるのかもしれない。看護の場合はどうだろうか。看護はかつて「何かであったこと」があっただろうか，それとも，「何かでなかったこと」があったのだろうか，どちらも際限のない言葉遊びのようにもなりかねないが。あったものとなかったものの「いずれにも属さない」看護がありうるとしたら，確かにおもしろいではないか。

　「あった」こととは事実的にあったことという意味だが，傷病者や障害者がいて，それを看護する看護師がいた。そういう状況において，存在している看護師のあり方のなんらかの部分が看護で「あった」ことは間違いないだろう。傷つき病む人々に向き合い

ながら，その声を聴きそして話しかけ，あるいは手当てしてその痛みを感じ，そこに看護師は存在していたはずだ。何のために？……看護師という職業人であったからこそ，その職務と責任のために……あるいはそれによって自身やその家族の生活を支えるために，この仕事は必要とされたはずだ。

では，看護師は何で「なかった」のか。傷病者や障害者がいれば，その傍らに存在しないことはなかったのか。彼らに向き合い，その声を聴き，その痛みを感じ，苦悩のいくばくかを共にしつつ，看護師は，そこにいないことは「なかった」のか。あるいは，死をおそれ，さらには生を蔑み破壊しようとする意志や営みに対して，それに抗する看護師として，そこにいないことは「なかった」のか。争いのなかで看護師として懸命に働き，疲弊し傷つきながら，平和を請い・願うことは果たして「なかった」のか。

確かに，そのようで「なかった」可能性もまったくないとは言い切れないだろう。看護師であれ，一つの歴史的「現実」である以上，その現実に巻き込まれ，翻弄されるなかで，やむなく「ない」ことにたどり着いたとしても，それを責めることはできない。

だとしたら，看護師でありながら看護師でない（なかった）という状況を，どう考えればよいのだろうか。看護師でありながら，看護師として「実践的な」役割を果たさない，ということがまずあるかもしれない。しかし，そのような現実を考えたにせよ，さらにより創造的な新たな看護のあり方，姿として捉えれば，今はまだ「存在しない」看護ということにもなるだろう。

実際，看護（学）は，いまだ「存在しない」看護にばかり捕らわれ続けてきたといってもいい。それも，形ばかりの新規さや言葉の新しさに目を奪われて（特に外国生まれのものに服従的ともいえるような），輸入や更新を繰り返してきた。もちろん，こうした状況は，ただ看護にのみ特有なものとも言えず，本邦における

知的流行一般の特徴でもあるのだが。

　真に「存在したことのない」待ち焦がれるべき看護（学）とは何だろうか。それは，一時のグローバルな現象でも流行りでもなく，盲目的で受動的に身にまとうだけのものでもない，真にオリジナルな見識や動機づけに促された，かつて「存在しない」看護（学）を待ち望むことはできるのだろうか。それはまさに，これまでの看護（学）への批判的営みの極まれるところに可能となるべきものであるが，果たしてそんな看護（学）「批判」などありえたためしがあるだろうか。

　おそらくそれはなく，あるいはなかった，と言ってもいいのだと思う。輸入と改良のあれこれの蓄積はあったとしても，それは普通，以前からのものに後からのものが積み重なることによって，「表紙」の更新が起こるに過ぎない。その前後に深刻な批判的読替や懐疑など存在せず，ただ起こるべくして起こり，ただそうだと信じ込んできたものがいかに多かったことか。

　ここには，ある種の平和な「持続」が存在する。看護（学）には，これといった不連続や断裂など存在しないかのようなのだ。すべてにおいて，過去と現在とは，必然や自明で結ばれる因果で貫かれているかのように見える。今日は昨日の続きであり，昨日は一昨日の続きである，という連続的に更新される営みとして，看護（学）は存在しているのではないか。まさにこのことが，学としての蓄積や更新を意味するのであり，その存在証明であるということにもなるのであろう。ところが一方で，不思議なくらいの「欠落」を感じてしまうのが，自らの相対化であり，ある種の自己批判ということになるに違いない。

　看護（学）は，もともと，他の先行する本格的な学問領域との確執のなかで生まれざるを得なかったという歴史的背景もあり，長らく自己規定と自己確立そのものを，主なテーマとしてやってこ

ざるをえなかった。だからこそ，いかに看護（学）は正しく，有用であり，自律したものであるか，といったアイデンティティや自己肯定論を展開し拡大し続けるほかなかったように思う。その結果，看護（学）は，あたかも無謬であるか（そうでなければならないか）のような確信や錯覚に陥ったのかもしれない。自らを点検し批判して，より大きな歴史的・文化的存在としての新たな自覚を見出していくようなあり方にはあまりに遠かった，と言わざるを得ないのではないか。

　本章では，そうした看護（学）のあり方の幾つかをたどりながら，ナラティヴなるものが，どのように看護（学）批判としてあり得るのかを探っていくこととしたい。

2．患者から患者様への物語
（パターナリズムからオートノミーへの突き抜け）

　だいぶ昔に話は飛ぶが，私がまだ臨床で看護師をしていた頃，ある日の朝のミーティングで，臨地実習中のある看護大学の学生が，その日の実習計画を発表する際，「患者様は」という言葉をしばしば使うのを耳にした。それは，「患者」でも「患者さん」でもなく，確かに「患者様」だったのだ。

　私には初め，耳を疑うものであり，軽いショックでもあり，虚を突かれたという経験でもあった。そしてなぜか，気恥ずかしい気持ちにもなり，「止してくれよ」という言葉が，心のなかに浮かぶのを感じた。しかし，同時に，学生は，患者に対して，これまでにない敬意や親愛の情を以って接しようとしているに違いない。これは，いまの自分たちスタッフこそ学ぶべき姿勢ではないか，などという思いがふと去来し，かなり戸惑ったのを覚えている。

第8章　看護批判としてのナラティヴ

　そんなわけで，かつて初めて私は，臨床において，「患者様」という表現に出会っていたのだが，その後，この表現は思いのほか根強く少しずつ現場へと広がって行ったという印象がある。とはいえ，病棟師長や看護部長が，この「患者様」をぜひに（あるいは必ず）用いるようにと促したわけではなかった。だから誰もがこれを用いるようになったわけではなく，各人各様ではあったが，しだいにこの反論しづらい新たな「正論」に慣らされていったようにも思う。ただし，この「患者様」は，いつまでたっても，口を出る際に奇妙な違和感と共に，後味の悪さを残す言葉であったことには違いなかった。

　もともとこの「患者様」なるものが，どうして臨床の現場に広まるようになっていったのかというと，2001年，厚生労働省の医療サービス向上委員会が「国立病院等における医療サービスの質の向上に関する指針」において，「患者の呼称の際，原則として姓（名）に"様"を付ける」ことを掲載して以来のこととされている[2]。しかし，この指針なるものの対象は，あくまで「国立病院等」であり，その意味では，より限定的なものであったはずであるが，それが，私立病院も含めたより広範な病院の現場へと広がりを見せるようになったのはなぜであろうか。もちろん，厚労省の指針となれば，それが「国立病院等」を対象としたものであったとしても，他の病院組織・団体を通して，広く流布されるようになるのは，ある意味当然であるといえるかもしれない。

　この指針は，それ以前からの新たな医療変革やそれに伴う病院改革を背景としたより深いトレンドに根差したものともとれる。1970年代から80年代にかけて，日本においてもようやく提唱され始めたインフォームド・コンセントを中心とする患者の自律（自己決定）を重視する医療への展開である。それまで医療者（医師）を中心とした，パターナリステックな権力構造のなかに取

141

り込まれていた患者が，医療における主体として自らの権利をしだいに自覚し始めた時期と言ってもいいだろう。

　こうした流れのなかで，厚労省も，1987年に『国民医療総合対策本部』を設置し，「患者サービス・接遇」という言葉を登場させ，また翌1988年には，同じく厚労省健康政策局長の私的諮問機関として『サービスのあり方に関する懇親会』が発足されている。1995年には，厚生白書が「医療はサービス業である」と明言するに至っている[3]。つまり，それまで医療を施されるべき対象だった患者は，サービスを接遇によって享受する主体として位置づけられることになる。さらに，患者は，自律する個人として，まさに「患者中心の医療」の当事者として振る舞うことが期待され，あるいは約束されるようになっていったのである。

　しかし，ここにはおのずと，ただ表面的な時流に流されるかのような錯誤や麻痺のようなものが露呈していたと言わざるを得ない。実際，「患者様」という呼称に対する，臨床現場からの反応は，当初からそれほど単純なものではあり得なかった。少なくともその導入時においては，政治的正しさ（politically correctness）からか，それを受け入れる者も確かに多かったが，しだいに，現場的感覚やあり方とのずれが問題となり，少なからぬ医療者がこれに異を唱え始め，実際に，その呼称を取りやめる現場も一部に見られるようになった[4]。その意味では，「患者様」呼称の開始は，必ずしも臨床現場の支持を全面的に得たわけではないが，少なくともそれを基本的な流れとして導き入れ，一定程度定着させるという役割を担ったのは事実であると思われる。

　このようにして現実は変化するということなのだろう。誰かが，しかもある力を持った誰かが，その力の幾分か（厚生労働省の○○委員会指針なるもの）を行使するだけで，現実はかくも容易に変わり得るのである。もちろん，どんな力でもそうなるというわ

けではないが，かくある医療という現実に力を及ぼし得る（その口実が正当化される）ものなら，ほとんど難なく，その現実を動かし得る。というか「その筋」から流れてきた噂程度のものにでも，過敏にしかもほとんど無批判に反応して，とりあえずは受け入れてしまうという可能性は高いのだ。この場合は，「患者の自律（自己決定）」や「患者中心の医療」なる理念が，あたかも錦の御旗のように作用して，患者はいきなり「患者様」に格上げされてしまったわけである。これは一つの到達点であるというべきなのかもしれない。

　かつて，患者は意志なき主体だった。そればかりか，パーソンズがいうように，一旦病者となれば，社会的役割を免除される代わりにひたすら患者であることに服さねばならない存在（病者役割）だった[11]。そして，患者はもっぱら治療やケアを受け入れる存在であり，医師の「臣民」であることをある種義務付けられているかのように振る舞わざるを得なかった。しかし，こうしたパターナリスティックな関係は，民主主義的な市民意識の高まりと共に，しだいに批判の対象とされるようになり，とりわけ1980年代以降，インフォームド・コンセントなる言辞が注目されるようになった。ここに至って，患者は，医師にとって，説明と同意を求める対象として再起し，医師や専門職と共に自律した判断を行う者，つまり対等なパートナーとして立つ者となったのである[12]。

　おそらく，こうした医療における主役や主体の変遷，つまり医師によるパターナリズムから患者の自律（オートノミー）へという転換の延長線上に，先の「患者様」なる呼称は位置しているというべきだろう。そして，患者中心，患者主体の医療は，患者をさらなる「主」の地位へと押し上げるかのような志向性のなかで，実はもっと盲目的で形式主義的な意識に留まりながら，患者否認

か無視に近い現実へと振り切れてしまったのだろう。だからこそ，一部の医療者からは，この危機的ともいうべき現状への無意識的な揺れ戻しや批判が生じ，「患者様」呼称への見直しや撤回が行われたのではなかっただろうか。

確かに，インフォームド・コンセントもオートノミー（自律）も患者中心の医療も，患者自身の声を聴くという意味において，患者のナラティヴへの注視や重視であり，それを先取り的に内在させるものであったということができる。ナラティヴは本来，その基底において，他者への鋭敏な倫理的感性や配慮を伴うものとして存在している，と言うべきだろう。なぜなら，それがなければ，患者の，他者の声は，真に聴くべきものとして，個々の存在の唯一性や個別性を語るもの，とは見なされないということになってしまう。

それゆえ，今日，患者から患者様へと突き抜けてしまった倫理的感覚の屈折こそは，個々の患者の声を，つまりはナラティヴを容易に見失うことにつながりうるのである。その意味でも，ごく素朴で真摯な関心のなかで，他者の声＝ナラティヴに耳を傾けるという行為は，「語り－聞き取る関係」という倫理的関係[1]を常に意識させるシンボリックで不可欠な行為であるように思われる。そこにこそ，看護はいるべきであろう。否，まったく自明な行為として，ずっと看護はそれを担ってきたと自認してきたはずであるが……むしろ，だからこそナラティヴは常に危機に晒されているというべきなのだ。

3．言葉と語りを失うこと： 看護の現代的膨張とナラティヴ

言葉や語りを失うことはひどく容易であり，看護においてもそ

れは同様だろう。看護とは，本来，人と人をつなぎながら，人の声と声をつなぎながら，その果てしない行為の繰り返しのなかで，人にまつわる何かが変わることを待ち望む営みにほかならない。したがって，その繰り返しや幾重ものつながりの迂回路を失ってしまえば，かすかな声や人の気配に気づくことも難しい。声や人とはむしろ物事の後ろや影や間に隠れていて，それを救い出そうとしない限り，出会うことも叶わないものなのだ。

　医療や看護のもともとの営みがいつ始まったのかは問題ではない。それが，ともかくもどのようなものであったのかも，さしあたって置くとしよう。しかし，それらが比較的素朴なものから始まったであろうことは，おおかたの歴史が教えるところだ。そこには確かに何かがあったに違いないのだ。それがどうしてもなくてはならない必然や使命とともに。だからこそ，いま私たちは，その残り香をわずかに感じながらも，現在の複雑でハイテクな衣を身にまとった医療や看護というものに，少なからず戸惑い，さらには不安や嫌悪さえも感じざるを得ない。

　これは，むしろ近代の資本主義的な「宿痾（しゅくあ）」ともいうべきものかもしれないが，わが国の近代看護の一つの流れには，国家主義と融合して近代戦を共に「闘った」ことに端を発した不幸な出発が存在する 5)。そのイデオロギッシュなあり方は，看護という本来母性的な営みを，幾分か教条的で規律的な体質へと変化させたに違いない。その結果，看護における礼儀や規律というこだわりが，ケアの本能的で本来的な動機づけを形骸化させ，時にひどく無味乾燥なものに変えてしまったという感も拭えない。先の「患者様」呼称への急激な転換や傾倒という現象も，そのような根深い流れのなかから立ち上がってきたものとも言えなくもない。

　一方で看護は，こうした教条的で規律的な側面を持ちつつも，自らの専門性（特に科学的な）や自立性への志向性も当初から明瞭

で持続的なものだった。その基本をなす看護職養成教育は、（旧制）専門学校による看護婦養成から始まり、戦後、それらの一部を母体として短期大学や4年制大学でも養成されるようになるが限定的なものであった。その後、看護職者の深刻な不足を背景に、1992年に成立した「看護婦等の人材確保の促進に関する法律」などが一つの契機となって、1990年代後半以降に4年制看護系大学の急激な増加が始まることになる。同時に、大学院教育機関の設立も急増して、その結果今日では（2017年現在）、4年制看護系大学は265大学となり、その内、167大学に大学院修士課程が、90大学に大学院博士課程が設置されるに至っており、その増加傾向はいまだ衰えを見せない[10]。

　こうした高等教育・研究機関の急激な発展や展開は、必然的に看護系の専門学会の設立や活動と表裏をなすものであり、現在、看護の名をその名称に含む学会数は40以上にのぼる。特に、いずれも1980年代初頭に設立された「老舗」ともいえる、日本看護研究学会と日本看護科学学会は、現在の会員数それぞれ、約6,400名、8,000名超という巨大な学会に発展している。このように急激な高等教育の展開やアカデミズムの組織化等は、今日の看護（学）のあり方に非常に大きな影響を与えていると言わねばならない。

　ひとつには、看護学の高等教育化や研究志向が、実践的な看護のあり方との乖離を生むのではないかという、もっともな疑問がある。つまり、看護学が自らの理論化や体系化をはかりそれらの精緻化を進めれば進めるほど、実践的・現場的な看護とはかけ離れたものとなってしまうのではないかという危惧である。

　しかし、これには逆の疑問もありうる。現在の大学教育の卒業生の技能レベルが低いがために、実践的にはとうてい即戦力にならないばかりか、それゆえに多くの離職者を生む結果にもなっているという主張があるからだ。もしこれが正しいとすると、大学教

育の看護学は，実践的な看護に遠く及ばない代物でしかないということになり，先の高等教育化や研究志向と実践との乖離という問題以前の問題があるということにもなってしまう。ゆえに，昨今，この現実的ギャップを埋めるために，臨床実践の現場「そのもの」を，可能な限り大学教育の場に「再現」させ疑似体験的に教えようという，いわば「現場再現的オスキー」とでもいうべきものまで生まれつつあるかに聞く。

こうした努力は，かなり重症な錯誤でしかないように思われる。この志向性を突き詰めれば，看護学生は，すべからく臨床実習かその類似環境でのみ育てるのが最も高等教育的なあり方ということにもなりかねない。つまり，何を学びそして何を「考え・問うのか」という概念的・方法論的な蓄積や試行錯誤よりも，ただ「何ができるのか」を重視する教育への回帰（というか旧態依然の継続）に近いものになるだろう。

それでなくても，現在，看護学教育モデル・コア・カリキュラム[6]なるものが構築され実施に移されようとしている現状がある。この枠組みそのものをまったく不必要とまでは言わないが，その基本的なコンセプトはアウトカム主義ともいえるものである。それは，教育や学びのプロセスの試行錯誤や固有性はどうあれ，結果的に「何ができるのか」が確認されるべきであるというのが基本思想としてある。そのため，行動主義・帰結主義的な膨大なチェックリストの塊が看護学教育モデル・コア・カリキュラムなるものの本体となっているのである。

このような状況も，先の「患者様」問題のひとつの現れではないだろうか。看護（学）は，他の諸学問のように，もともと自前でアカデミックな出自や背景を持ち合わせているわけではなかった。だからこそ，看護がいかに看護「学」であるのかを自ら証明し他に主張するかのように，看護の難解な理論化や言説化に並々

ならぬ努力を注いできた歴史がある[8]。また，それゆえの大学院等も含む高等教育化の急激な流れも確かにあったに違いない。そして，そうした知的存在証明のための道をひたすら行くうちに，看護はいつしか看護学を見失ってしまい，看護学も看護を捉えきれなくなってしまったのではないだろうか。あたかも，患者の自律や患者中心の医療を求め標榜しようとするあまり，患者そのものをもその視界から見失ってしまった「患者様」と同じように。

　そこには，確かにいつしか遥かな乖離や隔離が，あるいはいつしか見知らぬ孤立が屹立していたのだ。看護の原風景というべき，一人の人に，一人の患者に，一人の弱者に出会うという出来事から始まる，ささやかでかけがえのない経験のひとつひとつを忘却しようとさえしているのだ。それらは，決して忘れることはできないはずなのに。その密やかでなによりも確かな出来事のほかには，求めるべく何もないにもかかわらず，私たちはその声に耳を傾けることを怠ってしまう。皮接する近さで存在する病者にこそ耳を傾けるべきなのにそれを放念してしまう。

　しかし，確かにそこに佇む病者の声は，私たち看護師を待っている。そこに共に在りながら，共に生み育ててゆく関係のなかで，初めて私たちは何事かを語り合うのであり，そこにこそナラティヴは実在する。そして，それゆえに看護も存在しうる。その意味で，ナラティヴが生まれる場は，将来，看護がいかように変化しようとも，未来の看護（学）の変わらぬ里程標となるはずだし，むしろその原風景への回帰からこそ，あらゆる未来が構築されるべきなのだ。

4．ナラティヴとリアリズム：
中西睦子先生にとっての真実

去る 2015 年 5 月 4 日，一人の看護教育者が亡くなった。中西睦子先生という。ここで，あえて先生と呼ぶのは，個人的に私にとって「恩師」であったからだ。その先生が亡くなる 2 年程前から私は，何度かにわたって先生とのインタビューを行い，単行本[7]にまとめる作業をしていた。すでに先生は病いを患っていて，時に危ないほど足元がおぼつかなかったりしていたが，話し始めると，そんなことがまったく嘘のように，意識明瞭でかくしゃくとしまた雄弁だった。それは，10 年程も前に，先生と同じ職場で働いていた頃の姿とほとんど変わらぬものだった。

先生のどこか皮肉っぽく，悪戯好きな，そして時に頑として自説を曲げない気の強さも，どれもこれも，私が初めて先生に出会った頃と変わらなかったし，その頃の過激ともいえる看護学・看護教育批判もなんら変わるところがなかった。私は，そんな先生に再び出会うことができて，うれしかったし懐かしかった。

ただ，話を聞けば聞くほど，そうした先生のあり方や印象が通り一遍なものでなく，より本質的で徹底したものであることにも気づかされた。それは時に，批判や論難などというものを超えて，ニヒリズムともいえるような強さにまでなってしまい，その自由奔放な，まさに異端ともいえる発言に改めて驚かされ，また強く惹きつけられた。

たとえば先生は，看護学も教育もほとんど信じて（期待して）はいなかった。数少なく信じているのは，学生の「生意気さ」や自由が育つことであった。かといって先生は，「みんな一緒に」が大嫌いで，勝手にそれぞれがそれぞれらしく生きていけばいいと

いう，ある種の（リベラルな意味での）不平等主義者でもあった。

話をしていると，「看護基礎教育は必要悪よ，それが看護師をダメにしたんじゃない？」「教育，教育って，どうしてそんなに有り難がるの？」「学生にはなるべく教え込まない教育こそが第一よ」「知的で発信力のある生意気なナースを育てなければ」などという話が次々と飛び出してくる。そのような発言の数々のコアをなすものとして，先生はこんなことを言っている。「看護教育制度には，欺瞞やタブーが巧みに織り込まれている。それを自ら剥ぎ取って真実のナース像に学習者自身が近づけるような教育が本当の看護教育で，それがなければ，実践的な看護リーダーは育たない。嘘を言わない看護教育」[9]こそが大事だと言うのである。

ここでいう，看護教育制度にある欺瞞やタブーとは，看護の歴史・文化・社会的構築物として生み出された看護教育制度そのものに伴う，不合理かつ頑迷な観念や慣習等であろう。そういってしまえば，あらゆる社会制度に伏在しうるものに過ぎないが，これからの看護の将来を支えていくナースを育てる教育基盤が，自縛的な旧弊や因襲によって歪められているとすれば，それは深刻なことである。

だからこそ，歴史や社会が生み出してきた看護やその教育を，絶えず批判的に受け止め・問い直していくこと。それを自らの力で行えるような学習者を育てる看護教育こそ望まれるということであろう。そして，それこそが「嘘を言わない」＝嘘のない看護教育ということになるに違いないのである。

また先生は，この「嘘を言わない（のない）看護教育」に類似した表現として，リアリストあるいはリアリズムという言葉を用いてもいる。これは，「ナースよ，リアリストたれ」[9]という表現にもなるのであるが，ここでのリアリストとは，まさに現実主義者の謂いであって，非現実的な，先の歴史・文化・社会的に堆積・

第 8 章　看護批判としてのナラティヴ

変形させられた夾雑物的現実（先生のよく言われる「厚化粧」）を
削ぎ落して，真実の，嘘のない看護の現実を見ようとする人々の
ことである。

　それでは看護の「厚化粧」や嘘といわれるものとは，果たして
何になるのであろうか。先にも述べた，歴史・文化・社会的構築
物としての看護や看護教育の根深い因襲的なるものや，さらには
近年の看護の高等教育化や大学院教育拡大等のアカデミズム的膨
張の果てにある，臨床実践からの乖離や想像不可能なさまざまな
「死んだ形式」とでも呼んだ方がいいのだろうか。

　思えば，こうした「死んだ形式」は至る所に満ちている。臨床
実践がすべてとまでは言わないが，臨床実践の現実や現場から学
び触発されない看護教育や議論や政策等が，いかに「死んだ形式」
となりやすいか。この「死んでいる」ことの意味は，単に臨床的
意義の喪失を意味するだけでなく，制度や政策などの政治的意図
に発する現実との乖離や疎通不可能性をも意味している。

　これら「死んだ形式」に共通する特徴は，確たる判断も根拠も
批判もないまま，ただその時代の流れに流され，追従的に承認し
てしまったものの堆積的で惰性的な遂行ということである。さら
には，もっぱら外部励起的・依存的に活動が開始され，その後は，
ひたすら自己内部構造の変形やその精緻化のみ追及し続けるとい
うものであろうか。

　このようになった「死んだ形式」とは，もはや，組織や制度自
体の当初の存在意義や理念などというものとは関わりのない状態
となってしまう。そのまま外部依存的なデコレーション（装飾）
が積み重ねられていくだけとなってしまい，まさに中西先生の言
われる「厚化粧」が施されるがままの状態となってしまう。そこ
には，ついに見るべき現実がなくなってしまうのだ。というより，
見てもそこには現実というにふさわしい現実がない，かのように

151

しか見えないのだ。

　しかし，だからこそ，そのような見えない現実の厚化粧を取り除いて，事実のリアリティを直視するリアリストであれ，と中西先生なら言うだろう。

　このような現実において，ナラティヴはどのような役割を担えるだろうか。ひとつは，先の「患者様」問題にもあったように，外部追従的な言説にただ翻弄され，そのうちに目の前の事実が見えなくなり，気づいたら肝心の患者そのものが見えなくなっていたということがないように，臨床へと確実に回帰するための方法論としてのナラティヴを，まず意識すべきだろうと思う。

　ナラティヴとは，歴史・文化・社会的な背景からなるさまざまな組織・制度的夾雑物から，看護を批判的に問い直し・再生させるために必須な看護の根源的な営みであり得る。そこには，何より，患者とわが身の等身大の姿と声とがある。つまり，ナラティヴとは，人間という還元不可能な現実そのものに出会うためのリアリズムそのものの謂いである。絶え間なく高度化し精緻化し自己目的化したあらゆる空疎な言説や体制に対して，戻るべき場所と意志とを提示すべきものなのだ。

　ナラティヴには，互いに届きうる声の距離と場において，初めて実現可能な濃厚な倫理的関係性が成立している。そのリアリズムこそが，複雑化し肥大化した「死んだ形式」である不毛の学や制度を照射し撃つことが可能なのだ。私たちは，ナラティヴのきわめて皮接的で等身大の営みによって，回帰すべき・あるべき場所に不可避的に引き戻される。その覚醒力は十分強力なものであるはずなのに，当の看護には，麻痺し退行した多幸的な感覚しか呼び起こされることはない。

　看護は，ナラティヴを自ら発見ないし再発見することはなく，すでに自明なものとして今ここに在るものと見なしてしまう。それ

は，自らを撃ち・貫くことは決してないのだ。たとえば，「ナラティヴに生きて」（傍点引用者）などという，能天気な書名と共に。

　しかし，ナラティヴとはあらゆるものにとって遠い存在なのだ。語りのなかにあり得る，微細で決定的な個の再現や現存とは常に不可能なことなのだ。そこへとたどるには，と中西先生なら言うであろう。事実を曇りなく（過不足なく）見ようとするリアリストの目と，その事実から（のみ）始めようとするオネスト（正直あるいは率直）こそ必要であると。ナラティヴとは，「語り－聞き取る」倫理的な関係である以上，それはある種切実な「討議」でもあるのだ。語ることとは，直ちに聞き取られ，応答を要請するものであり，その意味では，ほとんど行き違うことのない切実な関係性そのものなのだ。その関係性の基本は，倫理的であり，要請的であり，討議的であり，それゆえに互いに対して嘘のない，ある種のオネストを強く要求するものであると言っていい。

　言葉を発し，言葉を受け取り，さらにその言葉に積み重ねることとは，それが真実である限り，単なる偶然や必然というような枠組みでは捉えきれない，無垢なたたかいともいえるオネストなリアリズムそのものである。私たちは，そこでは，自ら嘘をつくことも，自ら事実以外であることも禁じられ，ただ話す者と聞く者とが，互いにのみ通じ合う声で直接結びつけられるのだ。そして，その緊密な声の間隙に，奇跡的に存在し生じうるものこそ，ナラティヴというべきはずなのだが。

　いつも私たちは，あるいは，看護はそれを完全に取りこぼしながら（言葉の「死んだ形式」として），すでに自らのもとに在ることを空しくも主張する。看護はまさにそうした状況こそ批判されまた批判すべきなのにもかかわらず。そのような営み（批判）からこそ，看護にとっての新たなナラティヴの視野が開け，自らを潤すに違いないにもかかわらず。

5．看護批判としてのナラティヴ

　看護には「思想」などない，というべきだろうか，あるいはかつてあったこともない，というのがより正しいのだろうか。といっても，何々大理論や何々理論があったかなかったか，などということではない。より端的にいうなら，看護や看護学そのものを相対化するような，つまり，批判的な看護学ともいうべき，自らの学問を批判し相対化しうる，なんらかの（下位でも準でもいい）学問的領域を持ったことがないということである。

　これに対して，たとえば，近年の医学の分野であれば，統計学的なランダム化比較試験をエビデンスのコアとして採用する EBM（evidence based medicine）の隆盛に対する批判として，患者のナラティヴやその関係性にこそ注視しようとする NBM（narrative based medicine）が出現したし，生物医学的な（脳科学的な）精神医学の普遍化に対して，患者のローカルで文化的な語り（ナラティヴ）や経験を精神医療の中心に据えようとする臨床人類学が出現したのであった。

　それぞれは，完全に対立的なスタンスを持つものではもちろんないが，ある学問領域のなかで，ひとつの考え方が突出しようとすると，それに対してちょうどカウンターバランスのように異なる，より批判的な考え方が生まれてくるのである。これは，学問にとって，より自然であり，より生産的・創造的なあり方と言わなければならない。というより，学問とは，ひとつの視野を明確にすることで，逆に限界づけられ，そして新たに生み出されうる視野の存在を示すことにその使命があるともいえる。そうすることによって，ことに，複雑な対象や現象からなる人間科学を，より多様な観点から再考し続けることで，真に人間的なものとする

第8章　看護批判としてのナラティヴ

ことができるのである。

　ところが，看護にはそのようなことがほとんどないし，おそらくあったこともない。看護は，何らかの（あるいは何事かの）看護であればよいのであって，看護に対する（あるいは批判する）何かである必要はない。実際，EBN（evidence based nursing）はあっても，それに抗しようと意図するNBN（narrative based nursing）は存在しない（であろう）。しかし，これこそが看護の限界なのである。

　看護は，あるいは看護学は，自らと同質のものを大量生産したりそれらに関連付けたりすることはあっても，あえて異質なものや異物に近いものを（あるいはそのようなものと見なして）自らの内に所有しようとはしない。そのことによって，自らの限界や脆弱さに直面することを忌避するかのようであるが，実は，そのことこそが，看護におけるナラティヴの問題の本質なのであり，考えるべき問いの始まりなのである。

　　文　　　献
1)　江口重幸：病いの経験を聴く—医療人類学の系譜とナラティヴ・アプローチ．In：小森康永・野口裕二・野村直樹編：ナラティヴ・セラピーの世界．pp.33-54，日本評論社，1999.
2)　今留忍・谷岸悦子・中里萌：医療機関における患者サービスとしての"様呼称"に関する文献的考察．東京家政研究紀要，55(1), 123-129.
3)　前掲論文，p.124.
4)　前掲論文，p.128.
5)　亀山美知子：近代日本看護史Ⅱ—戦争と看護．ドメス出版，1998.
6)　文部科学省：看護学教育モデル・コア・カリキュラム．www.mext.go.jp/component/a_menu/.../1217788_3.pdf
7)　中西睦子：異端の看護学：中西睦子が語る．医学書院，2015.
8)　前掲書，pp.107-125
9)　中西睦子・林千冬：巻頭対談　ナースよリアリストたれ．看護管理学，22(10), 824-831.

10）日本看護系大学協議会：ホームページ・会員校総括表：H29 年度 JANPU 会員校数と設置主体別内訳（H29 年 4 月 1 日現在）http://www.janpu. or.jp/file/member_soukatsu.pdf

11）新藤雄三・黒田浩一郎編：医療社会学を学ぶ人のために．pp.29-31，世界思想社，1999.

12）前掲書, pp.179-184.

第9章　看護にとってナラティヴとは何か

第9章

看護にとってナラティヴとは何か
──あるいはナラティヴによる小看護論

1．ナラティヴ（語り）を詩の断片のように聞く

1）言葉や表現・振る舞いのプロフェッションへ

　語りとはもともと不自由なものだ。語りが言葉によるものである以上，語りはあらかじめ言葉に縛られてしまう。言葉の自由さの程度において語りの自由度もほぼ決まってしまう。しかも，言葉そのものになかなか辿り着けないほど厳しい個人の経験の世界が存在する。

　よく言われるのは，個人の厳しい経験からなんらかの言葉（語り）が生み出されれば，その人の心身の厳しさは少しずつ和らぎ始めるということだ。ここで個人に作用するのは，自らの言葉（語り）による自己省察や，その言葉（語り）が自分以外の誰かに聞き取られあるいはそれを想定することによるなんらかの支持であるのだろう。そうやって言葉や語りは，厳しい経験の傷の幾ばくかを癒すことが可能なのだ。

　ただし，それはあくまでも，言葉や語りが生み出されることを前提とした話である。そのようにたやすく語り合えるのであれば，それは確かに幸いであろう。そうできないからこそ，人は悩み，患うに違いない。言葉にならない，言葉にできない，そもそも言葉や語りという「観念」そのものが存在しないかのような，厳しい

157

状況を受け止めることは容易なことではない。いわば，言葉が言葉の塊のようになっていたり，言葉が切れ端のように離れ離れになっていたり，結果的に，言葉とその意味とが容易に特定できない状態になっていることは稀ではない。

そういう場合，言葉による語りという単純な形はとれずに，断片的な発話と共にさまざまな行動化や身体化を伴うというような錯綜した事態に陥ることにもなるだろう。多くの場合，それらを理解することはなかなか困難となる。たとえば，なんらかの症状やその悪化と捉えられることもあるに違いない。

こんな時に看護はどう向き合うことができるだろうか。たとえば，さまざまな心身症状やその類似状態と捉えて，入院や薬物療法の対象とすることも時に可能であるだろう。しかし，このような状況でも，依然，言葉の塊や断片に耳を傾け，その振る舞いに注視しながら，なんらかの意味をたどり，見出そうとすることは無意味なことでない。むしろ，無意味なことだと断定してしまうまなざしや姿勢の延長線上に，より自動的かつ機械的な治療やケアを志向する傾向が生み出され得るのだろう。そうではなく，そこに意味があると信じ・まなざすことで，一見，無秩序で混乱した発話や行為の数々に関心を寄せ，なんらかの意味や意図の兆候を見出すことが可能となるはずである。

私自身も，少なからず理解してはいるつもりだ。言葉が意味をなさない（と思われる）ような状況下で，なおそれを意味の予兆として受け止めようとすることの困難や無力を。そういうものを容易に許さないほどの現実や空気の緊迫やままならなさを。だとしても，ただ制御不能な暴風雨のなかにいるのではなく，僅かな文脈をたどれる人間的な場にいるのだと信じることは，ケアの質と内容そのものを劇的に変化させ得るだろう。たとえば，そのようなことの結果として，現在日本における隔離や拘束のあまりの

第9章　看護にとってナラティヴとは何か

多さと先進諸外国での少なさとの対照[9]を生むことにもつながってはいないだろうか。

「看護師は，言葉や表現・振る舞いのプロフェッションである」とは，私がよく学生に向かって言う言葉の一つである。これをさらに言い換えれば，「看護師は，一人の優れたアクターであり，あるいはアクトレス（俳優）でもあるのだ」という言葉にもつながる。しかも，俳優である看護師は，切迫した現場において，台本もない劇をほとんど即興で演じている可能性さえあるのだ。

その際，患者の言葉や振る舞いは，予想や理解し難いものかもしれないが，それでも看護師は，そこにありうる僅かな意味や意志の表明を感じながら，患者の住む世界へとより創造的に近づいていく必要がある。そのために看護師は，患者という人間が発するさまざまなサインを鋭敏に受け止め，その錯綜した意味を捉える優れた能力を必要とする。そのためにこそ，看護師は言葉を，その豊かな表現のあり方を身に着けていることを必要とするのだ。

さらには，そうして得られた患者理解や関係性のなかで，より意図的で妥当な治療や看護を，あたかも一人の俳優が演じるかのように，語り・振る舞い・実践していくことにもなるだろう。それは，日常的で形式的な看護であることを超えて，看護師というプロフェッションの役割を意識し，それを演じているかのような洗練された振る舞いである。

このような状態とは，常に自らをコントロール下に置いて，必要と状況に応じ如何様にも振る舞えるものであり，それゆえに自らの「演技」ともいうべきあり方なのだ。ここには当然，自在で豊かな言葉的基盤が先行して存在している。その繊細で精緻な言語使用や表現によって，なんらかの役割を演じるかのような看護や，その意味での俳優としての看護があり得るだろう。そのようにして，看護師は「言葉や表現・振る舞いのプロフェッションで

159

ある」べきなのだ。

2）詩としてのナラティヴと響き

詩は小説の一部であるということが言えるかもしれない。しかし，小説は詩の一部であるとはふつう言えない。なぜなら詩には，小説ほどのリアリズムもディテールも備わってはいないからだ。小説には，登場人物も場所も時間も，そこで生起する人間関係や物語もとりあえずは揃っている。それらを，頭のなかに再構成し，自らの小さな物語空間を作りさえすれば，さまざまな出来事はその空間のなかに再配置され，なんらかの物語性を獲得していく。さらに，その全体的なあり方は，物語の展開や小説の構想という，より高次の意図によって決められてゆく。

詩では，小説ほどの物語性も構想力も必要とされないのが常であろう。具象的でもありまた抽象的でもある言葉の小さな連なりや断片が，ある種の音韻やリズムを伴いつつ，配置され関連づけられる。それらは明らかな物語というより，むしろ音韻的な流れのなかにある，さまざまな言葉やそのイメージが生み出す断片的な光景や発話（つぶやき）に近い。だから読者は，限られた特徴のある言葉の群れから，逆に自らの物語や構想（＝世界）めいたものを生み出す側に回らなければならなくなる。小説における想像力も実は同様なものだが，詩においては，さらに束縛のない（あるいは限定性のない）自由と能動性ある想像力を必要とする。

臨床における想像力も時にこれに比類する。看護師と患者との会話が独言化し（モノローグ化し），モノローグ化した発話がさらに断片化し互いに孤立化する。そのような時，看護師は，多くの場合ある種の怖れや当惑と共に，患者に対する焦燥や孤独を強める。それは，少なくとも当初の段階では，ほぼ理解が不能ということへの当惑であり焦燥であるが，こうした不安定で未解決な状

態は長くは続かない。そこには必ず何らかの評価や解釈やそれらに基づくアプローチが実施されるからである。

　看護師なら，たとえ断片化した言葉であったとしても，患者に繰り返しその発語の内容を，その意味するところを尋ねるだろう。それがだめだとしても，その場の互いの状況を確認しながら，患者の何らかの意図や意志を汲み取ろうと努力するだろう。そして，どうしても叶わないとしても，最後には，少なくとも患者と共に「途方に暮れながら」そこに佇むことはできるはずだ。

　しかし，そういう看護にとっての本質的な時間や行為を，臨床実践の場において実現することは実は容易なことではない。実際，看護の基盤の多くは，いまだに医学的な視点（医学モデル）を共有することに留まっていると言わざるを得ない。だから，看護師は，患者のこうした状態を，たとえば心身症状の発現や増悪の結果と見なして，まずは医師による薬物療法などの医学的な対応を求め，看護は二次的なフォローアップに努めるということにもなりがちである。

　その結果，精神科医療なら，たとえば隔離や身体拘束などの対応に終始してしまうという悪循環にも陥りやすくなる。つまり，精神科医療における病棟の機能分化（救急・急性期病棟の増加）や入院期間の短期化という医療構造の変化にも伴う，隔離や身体拘束さらには電気けいれん療法の顕著な増加という現実 [6, 11)] がある。おそらく，当初から短期の治療収束を目指して，過剰な精神医学モデルに依存し相当インテンシブな治療を展開していくなかで，必然的に上記のような悪循環に陥っている状況が容易に想像される。そこには，看護やそれが発揮すべきナラティヴの力を信じる余地など，ほとんど残されてはいないように思われる。語りはあくまでも，フーコー [3)] の言うように，最終的には非理性を理性から隔離するための，精神医学的判断の素材でしかなくなって

101

いる可能性が高いだろう。

　私がかつて精神科臨床にいた頃（1990年代から2000年代初頭にかけて）の状況は，はたしてどうであっただろうか。それは現在のかなり深刻な状況とは明らかに異なるのか（＝そのようなことはあまり無かったのか），といえば，当然そう断言することはできないだろう[8]。むしろ部分的には，さらにひどかったかもしれないし，そういう一般化自体が（現在においても）難しいし，あまり意味がないかもしれない。とはいえ今日でさえ，入院患者に対して，ハロペリドール（強力な抗精神病薬）を1日量で100mgを超える処方（これは通常量の10倍を超える）をして患者を「ドロドロ」にする医師が存在するなどという，極端な情報[5]を聞き及ぶにつけ，精神医療の現状の厳しさや悲惨は，ある程度推測できるものである。

　こうした状況において，言葉やナラティヴなどというものは，どのような意味を持ちうるのだろうか。医学モデルや医学的治療論への過度な傾斜や依存の現状において，看護は何らかの役割や力を持ちうるのだろうか。もはや医学モデルが，歴史的な教条主義とも言っていい現状のなかでは，言葉やナラティヴの復権などと言っても，いかにも弱々しく無力でしかないようにも思える。

　しかし，こうした現状だからこそ，ミクロな関係論の根源へとたどるようなナラティヴへの回帰こそが望まれるに違いない。しかも，冒頭でも述べたように，言語の詩的な用法や感受性や，それに基づく臨床における想像力こそが何より重要になってくる。そうした能力が，医学的言説のなかで霧散しないように，たとえなんらかの症状と見なされるものにさえ，詩的な響きや意味を見出そうとする想像力こそが求められるだろう。

　この想像力とは，本来，常識的・日常的な感覚にのみ依存するものではあり得ない。もはや，そのようなレベルでは有意味ではな

いような言語や表現のあり方に対しても，詩的な共感を生み出しうるような態度や感性のことである。時に看護師は，患者が発するあるいは表現する発話や振る舞いに対して，意味のある言葉の連環や連鎖を想像することはできないかもしれない。さらに，離散的で断片的な言葉や発話の連なりに直面して，私たちの理解や了解のなかで受け止めることは困難となるかもしれない。

それでも，このような言葉や発話とは，まさに詩的な言語や表現のあり方である。多くの言葉の断片が，錯綜した比較や対照や解釈を経て，意味論的な飛躍や融合という離れ業をやってのける。そうした詩的な営みのなかで，離散的で断片的な（いわば心身症状的な）言葉や表現たちは，私たちの理解の内へと帰還することができるようになるだろう。

3）ナラティヴ（語り）を詩の断片のように聴く

先述のようなことを言ってはみても，かつて臨床家であった自分，そしていま現在臨床家である看護師たちに十分な理解や納得を与えることなどできるだろうか。離散的で断片的な言葉とは，多くは懐疑や不安の対象であり，それらは時に激しい表出や拒否を伴い暴力的でさえありうる。そのような状況において，ミクロな意味や振る舞いを見出そうとするナラティヴの能力など果たして可能なのか，と問われるに違いない。

実際，かつての私にそうした能力があったかというとかなり疑わしい，というほかない。ただし，そのような能力につながるものとして感じていたのは，対応困難な患者とされる人たちと向き合っていた時の私の内面のある種の激しさである。患者の発する（詩的）言語が理解できないということによるかもしれないが，それよりも，断片的で理解不能な言語を表出し続け，叫びあるいは泣き続ける患者に向き合ったとき，自然と湧き上がってくる怒り

103

に近い感情であった。

　それは，もちろん患者へと向けられた怒りなどではなく，反対に自分自身に向けられた怒りとも言い切れない。誰とは分からぬ者への感情であり，このような現実を生み，患者も私たち看護師も苦しめ続けるものへのやみ難い感情であったように思う。

　深夜，精神運動興奮とされ，ベッドに四肢拘束となっていた若い男性患者が，何度整えても寝衣を剥ぎ取りほとんど全裸となりながら，泣き叫び続ける姿を前にして，私は，切迫し切実な響きを帯びた（「詩的な」といってもいい）その声に過剰に反応して，ひどく感情を揺さぶられていたことがあった。それは，目前の彼の悲惨な状況を見つめ関わり続けるなかで生まれた強い情動であり，ある種の無力な抵抗でもあった。

　その際には，もっともらしい看護アセスメントの欠片も，それに基づくさしたる判断も，ましてや看護そのものがあったわけではなかった。私は，患者の断片的な言葉や激しい声調の叫びに促されながら，そこでただ何かをふと確信していたのだった。私のなかに何かが生まれ，今まさにそれを感じていると（確信していたのだった）。あたかも現実という厳しくも激しい「詩句」にぶつかって揺さぶられ，やみ難い感情（それはもう怒りに近い）に捕らわれて，私自身の新たな「詩句」を患者のそれにつなぎ合わせ重ねている，そんな自分。そういう瞬間を，あの夜，私は私なりに，しかし，確かに感じたように思えたのだ。

　このように臨床の厳しい現場においては，ナラティヴは常に危機に晒されている。先に述べた小説的な具体性や時系列性を備えた「絵に描いた」ようなナラティヴなど，それほど頻繁に現れることはない。むしろナラティヴは，個々の受けた傷や痛みや圧力の強さに応じて無残に変形し，あるいは破棄される。そうしたナラティヴは，個々人の散文的表現というよりも，より抽象的で漠然

第9章　看護にとってナラティヴとは何か

とした（離散的で断片的な）詩の表現へと変形する。それは，一時的にも，相互のコミュニケーションを困難なものとするが，一方で患者が傷つきこだわり訴え続ける出来事や感情を，より象徴的な形に凝縮し，より激しい刺激や衝撃を伴うものに変える。

　ここには厳しい臨床におけるナラティヴの特徴が見出せる。そこでは，すでに明解な順序性や因果性のなかで，小説のように語られることは稀である。それよりも，言葉やナラティヴの正統的な語彙の多くが排除され，より鋭利で不可欠・必須とされる言葉のみが生き残る。これは，言葉やナラティヴのある種の断片化であり先鋭化であるが，それゆえにこれを用いあるいは聞く者に対して，より大きな覚醒と想像力とを要求してやまない。ここに来て，病者の言葉やナラティヴは，理解可能なものとしてあろうとするよりも，理解されるべく注意と関心とを全力で注ぎ込まれる対象としてあろうとする。そのために，小説的・散文的ナラティヴは，時として詩的ナラティヴへと変貌せざるを得ない。

　ただそれは，単なる偶然ではない。病者による，人間への不信，話し合うことへの不信，言葉への不信等々は，言語やナラティヴの機能を自ら限界づけてしまう。それを不要だと見なすか，意味のないものと見なして，寡黙へとあるいは語りの断念へと陥ってしまうかのようだ。そして言葉は，詩的な短絡や塊状の形態を追求するようにもなるが，そうすることで，人はようやく人に対する深い不信となんとか折り合いかつ振り切ろうとする。鋭利なディスコミュニケーションやより繊細で閉鎖的な詩学という手段によって……。

　果たして，それは必要悪的な幸いというべきなのだろうか？おそらく病者は，さらなる抽象度と沈黙の深みにある言葉の断片化や離散によって，他者を遠ざけ，逆に自分だけを強く引き寄せようと繰り返し試みる。その詩的で孤立的な僅かな安定感によっ

165

て，人はかろうじて生き伸びようとするのだが，それをなぜ非難できようか。

これは机上の空論というべきかもしれない。言葉がひどく削り取られた（いわば詩的な）コミュニケーションを，果たして好ましいというべきだろうか。やむなく寡黙へと傾くとしても，それ以上に言葉を失ってしまうとしたら。しかもそれが，単に語彙レベルのみでなく，意味論的な疎通性の喪失というレベルにおいて起こるとしたら。まさに，臨床において，看護師が経験する最悪な状況こそこれなのだが，それは寛容の対象というより，探索や理解や治療や看護の対象とならざるを得ない。

実際，患者のある時期，身体的治療（たとえば薬物療法等）がより好ましい場合があることは事実だろう。ただし，先にも述べたように，身体的治療は，多くの場合，ナラティヴによる働きかけの基盤のうえに作用するにすぎない。特に看護において，患者に語りかけ，その声を聞き，何かを感じ取りわかろうとする，という一連の行為こそがまず作動されなければならない。

しかも，看護師は，患者の言葉やナラティヴを，上述してきたように，まさに詩の断片のようにして聞き取らねばならないのだ。その僅かで微かな言葉や声の断片から，その人がまさに生きている，生きてきたということの証を想起できるような能力を必要とする。それは人間として厚みのあるあれこれの経験やそれに伴う鋭敏な感性によって，まずは可能となる能力というべきだろう。

臨床的なナラティヴの能力とは，困難な語りの細部や断片から，詩という豊かな意味と感性の形式へとたどりながら，多様に生み出された生の詩句やその連なりのなかで，患者の真実のなにがしかを見出そうとする試みのことなのである。

第9章　看護にとってナラティヴとは何か

2．語りの痛みと苦しみを引き受けること

1）語りを聞くのは「知らないこと」を知るためではない

　ナラティヴあるいはナラティヴ・セラピーの重要な考え方に，Not-knowing（無知の知）[9]というものがある。患者やクライエントのことは，患者やクライエント自身がいちばんよく知っているのであって，医療者ではない。だから，医療者が自らの無知を認めて，患者やクライエントが語ることあるいは彼らから聞くことを第一とすべきである，というのである。

　これは，確かにもっともなことであり，文句のつけようのない論理を含んでいる。医療者は，（特に初対面などでは）相手のことをほとんど知りえないのだから，その無知を認識して，いちばん自分のことを知っている相手にきちんと聞きなさい，ということであり，これは基本的に当事者中心主義やさらにはリカバリーの概念にまで広がるものだろう。

　ただし，ここでひとつ問題なのは，語るということ（つまりナラティヴ）が，知るということの手段として位置づけられているかのような「論理」である。そして，自分が知らない人間だから，それを知れるように相手自身に語ってもらう，という意味でのナラティヴの捉え方である。確かに，相手の語りに耳を傾ければ，相手について知っていることが増えるのは事実であるが，「増えるのはそれだけではない」というのがナラティヴの肝心なところだろう。たとえば相手と過ごした（共にいた）時間が増えるし，互いの「声」を聞いたり，姿を見ていたりする時間も増える。それは，言語的に知るということではなく，むしろ主に非言語的な経験に属するものである。

こうした不可視の経験の蓄積というのは，それ自体，すぐに何かがわかるという特徴を持たないが，その代わり，人は，他者と語り合うという経験を通して，安心したり信頼したり，逆に不安になったり不信になったりもする。つまりナラティヴとは，単に相手に関する「情報」を知るという単純な行為でないことは明らかである。

特に医療などの場面においては，医師や看護師と語り合うだけで，患者の不安や焦りなどが落ち着いたり軽減したりする，ということが起こる。これはまさに，ナラティヴの持つ治療的な側面である。もっとも，知らないことを知る，という先ほどの「無知の知」の考え方も，本来，セラピーを目的とするものだから，主に治療につながるやり取りとしての「知ること」であり，ただ単に知ることを目的としているわけではない。だとしたら，ナラティヴをただ「知る，知らない」のレベルで考えるだけではあまり意味がない，ということになるに違いない。

2）痛みや苦しみを引き受ける「感じる看護」とナラティヴ

先にのべたように，医療場面におけるナラティヴの主要な効用のひとつが，語り合う人間に安心や信頼つまり精神的な「平穏」を生みだすことだった。しかし，ここで留意すべきは，医療者が患者に向き合った場合，患者は主に自身の患いに関わる不快や苦痛等について語ることが多く，医療者は主にそれらを傾聴するという，（必ずしも対称とは言えない）非対称なあり方が存在するということである。

ここでも医療者は，当初，患者の状態を「知る」ことを目的にして尋ねたり話したりしているが，その実質的な作用は，多かれ少なかれ，患者のやり場のないさまざまな窮状が，医療者というある種の権威を担った受け手によって聞き取られ・受け止められ

ることである。そして，そこで起こっていることは，患者の内に
ある痛みや苦しみの幾分かが，医療者の側に，あるいはその肩の
上に「引き受けられる」ことである。その結果，患者の痛みや苦
しみは軽減され，逆にその分は，医療者の肩の重みへと移される
ことになる。

　ここで起こっていることも，ナラティヴによって単に「知る」
ことではない。医療者－患者関係という非対称な責任性や関係性
を有する関係が，ナラティヴをより応答的で倫理的な次元へと引
き上げるのである。それは，よく言われる医療者－患者の対等性
や，患者中心主義的医療観（さらには先述した「無知の知」）に
見られるような，原則的・形式的な医療者－患者関係とはやや異
なる，より実践的で本質的なあり方といっていい。患者への医療
的・治療的効果のほとんどは，こうした原則的・形式的なるもの
を超えて，医療者が患者の患う痛みや苦しみを「引き受ける」と
いう，非対称的な行為によって生み出されるものである。

　基本的に対等であり自律的な存在としての患者という認識は，
それ自体あるべきものであり正しいとしても，医療や治療の実践
というより深い文脈では，ほとんど形ばかりの無力な認識でしか
ない。真実のナラティヴによって引き起こされる医療者－患者関
係は，患者の痛みや苦しみを感じ取り，医療者がそれを最終的に
「引き受ける」という責任性や倫理性のなかで確立されるものであ
る。そして，先に述べたとおり，患者の担っていた痛みや苦しみ
の幾分かは，医療者の肩の荷として移し替えられ，患者はそれゆ
え癒され得るのである。

　私は，このような医療や看護のあり方を，ナラティヴを介した
「感じる看護」と呼ぼうと思う。「感じる看護」では，相手の痛み
や苦痛を感じることによって，看護師自身がその幾分かを引き受
け，相手はその分軽くなり得る。ただし，痛みや苦痛を引き受け

た看護師はその負担によって重くなり，さらにはそれを繰り返せばしだいに心身そのものに大きな負担を与える結果にもなる。いわゆる「燃え尽き」につながる事態が生じることにもなる。ただそれゆえに，こうした「感じる看護」が単に不適切であり有害かといえば，必ずしもそうでないことは明らかである。もちろん，感情労働 12) という視点から，看護師の感情労働そのものの意識や軽減の必要性は言うまでもないが，一方で，感情労働にもつながりうる「感じる看護」が存在しなければ，そこには本当の意味での看護もケアも存在しないということを強調したい。

　患者の痛みや苦しみを感じそれを負担とする看護師のあり方こそ，看護であることのある種の存在証明でありエッセンスなのである。もし，看護師として患者に向き合いながら，患者の痛みや苦しみに伴う負担を感じることがないとしたら（あまり想像もできないが），それは端的に言って看護とは言えない。その意味で「燃え尽き」とは，それ自体もちろん防がれるべきものだが，看護が看護であるための条件やエッセンスを含みうる，象徴的で逆説的な言葉であり状況であるとも言えるだろう。

　看護師が看護師であり続けることには常に傷と疲弊とを伴う。ただし，それが当然であり，ひたすら耐える続けるべきであるというわけではない。むしろ，それらの傷や疲弊を伴う自らの行為が，まさに看護行為であるということの証明でありプライドであるという意味で，誇るべき対象であるということなのだ。したがって，ナラティヴそれ自体も，「語り－聞き取る」極めて倫理的な関係2) のなかで，多くの傷や苦悩をやり取りする方法であり場であるだろう。否，むしろそのようなものとしてナラティヴを捉えることで，ナラティヴが単に「知る」ための手段であることを超えて，看護が看護でありケアであるための重要な概念や方法として捉えられ位置づけられるに違いない。

第9章 看護にとってナラティヴとは何か

3）引き受ける医療や「感じる看護」とは「農業」である

　患者の痛みや苦しみを引き受ける医療や「感じる看護」とは，基本的に不確実なものである。換言すれば，患者の痛みや苦しみを感じ引き受けられる余裕があるから引き受けているわけではない。医療者の責務として，それを感じ引き受けざるを得ないから引き受けているにすぎず，そこに十分な自信や確実さがあるわけではない。

　そういう意味では，医療や看護というのは，たいへん不確実な「自然」を相手にする「農業」[10] に似ているようにも思える。ここで，医療や看護にとっての「自然」とは，患者つまり人間のことである。医療や看護では，患者というままならない「自然」と向き合い，それをケアし治療しようということだから，もともとかなりの不確実性を持っているのであって，まさに「農業」と呼ぶにふさわしいと思われる。

　本来の農業の相手である自然とは，農業を営む環境でありそこにうまれる生命（作物）そのものであるが，そのため農業をいかに機械化しIT化し管理下に置こうとしても，常にどこかで挫折せざるを得ない。自然とはそのようにままならぬものである。しかし，農業者は，こうした自然を相手にし，日々天候を気に留め，風や気温を感じ，そのなかで育ってゆく作物を絶えず支え続けている。土を耕し，種をまき，水をやり（雨を待ち），肥料を与え，あとは自然にゆだねて成長を待つ。その結果，首尾よく収穫できることもあれば，できないこともある，そういう仕事が農業ということであろう。

　翻って医療や看護を見れば，これと極めてアナロジカルな状況があることがわかる。患者という自然は，患者という人間が自然の一部であるという事実からも自明なように，もともと完全にはわ

171

かりえないし，その支配も操作も本来的に「ままならぬもの」である。そういう存在に医療者は向き合い，治療やケアを行い（土を耕し，種をまき，水をやり……），回復（作物の成長）を目指そうとする。しかし，それも基本的には患者自身の条件や種々の要因によって，うまく回復する場合もあればそうでない場合もあり得る。医療や看護とはそういう不確実な「農業」の営みなのであって，間違っても，右から左に機械的な生産を行う工業とは異なるものである。

　そしてこれは，医療や看護におけるナラティヴのあり方においても同様であるように思える。ナラティヴもまた不確実であり，ままならぬものである。語りの形が非常にはっきりしているものもあれば，ほとんど痕跡程度にしか捉えられないものもある。そういう多様で不確実なあり方とそれに向き合う際の心構えは，まさに自然的で農耕的な厳しさや寛容さを必要とするもののように思える。その意味でナラティヴとは，ひとつの姿勢や態度であり看護やケアに近いものとも言えるのではないか。ままならぬ自然や人間に向き合う時のある種の希望や諦念や祈りに近い態度，つまり困難で多様な語りによって（それでもなお）生み出され得るものを，常に待ち続け信じようとする態度（看護やケア）のことである。

　しかし，これは当然のことのように思える。なぜなら，ナラティヴ，語りとは，その深部において絶えず他者へと向かおう（語りかけよう）とする力に満ちているからである。それは，先にも述べたように，傷ついたこころをどこかで感じ・引き受けようとする他者の力と強く呼応し合う力でもある。そういう始原的で寛容な力の相互の出会いによって，ようやくナラティヴが存在するとするなら，まさにそれは自然的であり農耕的なものであり，看護やケアそのものというほかはないからである。

第9章　看護にとってナラティヴとは何か

3．語りの底にある「弱さ」を感じること

1）弱さのための強さへ

　言葉や表現の断片性や離散性とは，かなり重なる部分を有しながら，異なる位相を持つものに「弱さ」（あるいはバルネラビリティ；vulnerability）にまつわる概念がある。臨床において「弱さ」といえば，もっぱら患者や家族などが有する特徴と見なされがちだが，それがある種の誤解を含むものであることも事実である。

　私が看護学生の頃，外科系の科目を教えに来ていた臨床医が，終末期患者に関するレポートを課したことがあった。これに対し，私たち学生が書いたもののほとんどは，患者の置かれた立場の苦しさや弱さを指摘しそれらに共感するものばかりだった。その臨床医は，学生のレポートの一枚一枚に，真っ赤になるほどの反応や評価を書き込みながら，なおかつ最後に全体講評を付して返却してきた。他の教員によって代読されたその講評には，私たち学生への厳しい言葉が書き連ねられており，最後には，「患者たちは君らが思うほど弱くなどない。そればかりか君らなどよりよほど強いんだ，そのことの意味をよく考えてみてほしい！」という意味の檄文で結ばれていた。私は，その言葉にだいぶこころを揺さぶられながら，神妙に聞き入っていたことを思い出す。

　実際，患者は弱いのか強いのか，そもそもそういう場合の弱さや強さとは何を意味するのか？　患者は弱さをもつからこそ，なんらかの治療やサポートを求めて医療へとやって来ているのであり，また患者は強さをもつからからこそ，病いのさまざまな不安や苦しみを受け止めながら日々を生き抜いている。だから，そこには弱さも強さも同時に存在する，というべきなのか。ならば，患者

173

をして，ただ弱さに着目することも，ただ強さに着目することも間違っているというべきなのだろうか。確かに，病いに伴う弱さがなければ，それを支え立ち向かおうとする強さも生まれることはない。また，病いに立ち向かおうとする強さがなければ，病いに伴う弱さはそれ自体存在することができない。

　私は，（私が教える）看護学生たちによく，「弱さのための強さ（を持つこと）こそ必要」と強調することがある。この意味はまず，患者の看護ケアにおいて，患者の痛みや苦しみを感じるためには，自らの感受性がうぶ毛のように柔らかく，ある意味傷つきやすい状態にないと，同様に繊細で壊れやすいこころの傷を感受することはできない。だからこそ，そのようなこころの柔らかさや感性としての「弱さ」が必要ということである。

　ただし，こうした「弱さ」を，厳しい臨床実践のなかで，長期にわたって消耗させることなく維持していくことは実に困難なことである。患者の痛みや苦しみを，我がことのように感じられる「弱さ」とは，その感受性の鋭敏と繊細ゆえに，それを繰り返しあるいは長期にわたって持続させる力＝強さをもつことは稀である。「弱さ」ゆえに感受性とは，多くの場合，それを新鮮に保持し続ける持続性とは反比例する関係にあることが普通なのだ。

　臨床実践のあり方とは，長期にわたる繰り返しが基本となるものである。患者たちは，日々，入院し退院して，状況は少しずつ変わりつつも繰り返され，その度に看護師はさらなる痛みや苦しみに出会うことになる。このため，臨床の現実においては，看護師が患者を鋭敏に感じうる「弱さ」を，繰り返される日々において失うことなく持続させる強さこそが必要とされるのだ。つまり，こうした意味での「弱さのための強さ」こそが，臨床的な意味での「弱さ」であり「強さ」だということができる。

2）語り・ナラティヴのなかの「弱さ」とは何か

　語りあるいはナラティヴの持つ詩のような離散性や断片性については，すでに述べたが，さらに「弱さ」とは何を意味するのだろうか。看護における「弱さ」とは，患者の痛みや苦しみに触れ，その存在を知るために必要な繊細さや鋭敏さであり，同時に臨床的な厳しさのなかに在り続けるためには，その「弱さ」を保持し護るための「強さ」（「弱さのための強さ」）が必須となるようなものだった。

　語りにおける「弱さ」とは，語りの離散性や断片性とは異なり，語りの強度の低下ともいえるだろう。具体的には，語りにおける発声の低下，印象の薄さ，まるで語るべき他者を必要としないかのような志向性の脆弱さ等々，であろうか。この語りにおける「弱さ」は，多くの場合，語りの離散性や断片性とも同時に起こり得ることであり，基本的には区別が困難なものだろう。

　では，なぜ語りは微かとなり伝わりにくいほどに「弱く」なるのだろうか。ここで語りは，なんらかの危機や困難に晒されており，発話することによる表現や伝達が不可能となったり，あるいはそれらを自ら断念しようとしたり，という状況が生じているように思える。このような状況とは，医療者にとっては，さほど珍しい事態というわけではないだろう。特に，医学モデルに沿って，これを説明づけることは，たとえば認知機能障害や，構音障害さらには意志・意欲の低下状態などさまざまな説明が可能だろうし，事実そうであるのかもしれない。

　ここで注目すべきは，さまざまな機能的な障害も含め，語りの有無が問われるような強度の低下そのものであるより，その結果あり得る，語りが在るにもかかわらず（在るようで）無い可能性であり，あるいは無いにもかかわらず（無いのではなく何かが）

在る可能性のことである。いわば，人間の発話やその意志の可能性や不可能性ということが問われる（強度の）限界での語りのあり方に関わることである。私は，この限界について，第1章では「聞えない声」といい，それを「聞く」ことの意味を問い，第2章では「言葉に抗して」という言葉に込めて，言葉の持つ嘘や残酷やそれゆえの表現の断念についても述べた。

　語りの持つ「弱さ」には，さまざまな意味やトーンがまとわりついているように思われる。「弱さ」によってあえて声をひそめ，あるいは黙することによって，言葉という嘘や残酷から自分を守ろうとする姿。さらにはそうすることで，逆に何かを聴き取ってほしいという願望を抱き，自身への強い関心を求めている可能性もあるだろう。ただし，それらのいずれもが，基本的には極めて「弱い」強度において，微かな不行使によって，表現されるかされないかという表現によって，淡く存在するのみなのである。

　多くの語りには，一定の主張があり意図があり意味があるがそこに表現されているのは，常にある種明確で主体的なメッセージなどではない。それは非常に限定的なものに過ぎない。あたかも意識に対する無意識の存在のように，未だ不明確で微かな徴候としての「弱さ」の領域が，語りの基盤として存在することを意識すべきではないかと思う。

　明確な語りほど分かり易いものもない。また不明瞭な語りほど分かり難いものもない。ただし，その両者ともに，言葉という強い形式の装甲にゆだねられている以上，そこには柔らかく弱い人間は本来存在しにくいものであるだろう。だからこそ，こうした語りにおける「弱さ」の基層へのアプローチを，それがまさに存在するものとして注意深く意識しケアしていく必要があるだろう。その際，先に述べた「弱さのための強さ」という看護のアプローチは，語りの「弱さ」つまりその痛みや苦しみとしてのあり方に

対して，十分な配慮と有効性を持つものになるものと思われる。

3）訪ねてゆくケア：存在しない声を存在させるナラティヴ

語りの持つ離散性や断片性あるいは「弱さ」は，確かに語りの持つ一般的な性質ではない。しかし，語りとは，明確で主体的な意志ある言語的やり取りという一般的な（と思われる）特徴においてよりも，そうした特徴が弱まり失われて危機に瀕した時，つまり語りの離散的で断片的な「弱さ」が現れ始めた時，はじめてより本質的で関係論的な（倫理的な）あり方が露出してくる。

語りがさまざまな理由によって停滞したり曲折したり，あるいは断片的にもなりがちな医療の現場において，語りが真に倫理的な関係性を持つものとして存在するには多くの困難が伴う。そのような困難のもっとも大きな源泉は，各人がまさに生きている生活世界や経験世界のことを，互いに知り得ないという現実にあると思われる。人が人を，その人の生活の全体のなかで捉えられないがゆえに，それだけで語りは文脈的な離散化や断片化にさらされても，何らおかしくはないのである。

私は日頃，学生たちに，患者が病院に入院した際，「あなたは入院した人，私はあなたをケアする人」という単純な役割関係で捉えていてはいけない，ということを強調する。なぜなら，入院した人は，直ちにただケアされる人になるわけではないからだ。入院の前に，その人はある地域で生きていた人であり，ある家族（ないし人間関係）のなかで生きていた人である。だから，入院するということはケアされる人になってしまう前に，それまでの自分の生活の相当部分を失ってしまった人になることにほかならない。

看護の役割とは，そうやって失ってしまった患者固有の生活世界や経験世界の幾ばくかでも取り戻して，少しでも安心できるような環境や場を提供することにある。だとしたら，看護師は，入

院した人をケアするだけの人ではなく，入院した人の固有の生活世界や経験世界に訪ねて行って，入院によって失われたものを想像し，さらにはそれを取り戻そうとしなくてはならない。つまり，ケアする看護師はその前に，患者の世界に「訪ねていく」看護師でなければならない，ということである。

　看護師は，患者のベッドサイドにありながら，そこがあたかも患者にとっての「地域」であるかのように振る舞わねばならないということになる。これも私がよく学生に対して用いる「患者のベッドサイドは“地域”である」という表現である。患者のベッドサイドにある小さな空間や床頭台などの物品や私物が，看護師に訴え・教えるものは，単にありのままの現実の姿などではない。それは，大いなる欠落とでもいうべきものである。

　いままで（入院する前に）患者の傍らにあったであろう，日々使い慣れた生活用品や家具や調度の類は失われている。見慣れた自宅の部屋や庭の光景も，家全体の住み慣れた感覚も，飼っていたペットやさらには家族ひとり一人の姿や息遣いも，そこにはすでにない。患者が入院してベッドに横たわるということは，その人の住まい一軒分の環境や場と，共に暮らす家族とを共に失うに等しい。同時に，そのような家を失うということは，家が位置し関わっていた隣近所や地域を失うことでもある。このように多くのものを失った場として，ベッドサイドは存在する。

　だからこそ，患者のベッドサイドとは，逆に失われたものを強く想起し希求する場として存在している，というべきなのに。そこで患者は，衣類まで病衣一枚に着せ替えられ，これまでに失ってしまったものさえ忘却したかのような姿で，ベッドの上にポツンと取り残されている。

　それゆえ看護師は，単に入院患者を迎え入れるのではなく，自ら患者の側を訪ねなくてはならない。患者の入院という出来事を

第9章 看護にとってナラティヴとは何か

ただ受け入れるのではなく，患者の経験世界をこちらから訪ねていくという努力（訪ねてゆくケア）こそ必要とされるのだ。なぜなら，ベッドサイドこそ“地域”だからだ。

　看護師は，患者がいるベッドサイドに立って，患者が生きてきた“地域”という経験世界の全体をこちらから訪ね，そこにある固有の生活世界と経験世界を感じ・知ろうとすること。そこから，入院や患者役割という現実のなかで失われた，その人固有の時間と空間を取り戻そうと意識し努力し続けること。そうすることで患者は，初めて入院という事態を受け入れようとし，同時に治療や看護のあり方や意義を，前向きに受け入れることが可能になるように思われる。

　こうした過程全般には，言うまでもなくナラティヴの力が関与している。ベッドサイドに立って，そこに患者が住んでいたであろう“地域”を，その生活世界と経験世界のあり方を感じ理解しながら，豊かな想像力で再建すること。つまり，存在しない声の数々を見出し存在させようとすること，それは，第6章で述べたように，ナラティヴの行為の本質的なあり方でもあるだろう。

　実際，最初の看護場面において，看護師は，入院してきた患者に出会う。入院患者という受け止め方では，患者は，かつて存在していた“地域”が存在しないかのように取り扱われる。地域こそが，その患者の固有の時間と空間を，つまりミクロな文化と社会を内包した場であるにもかかわらず，入院と患者役割のただなかで見失われてしまっている。そのようななかで，失われたもの，存在しないものに，鋭敏な感性を振り向け，患者固有の世界から生み出される微かな声や言葉に耳を傾けようとすることこそが求められるのであり，それこそがナラティヴの実践の始まりというべきだろう。

4）存在しない声を待つ：非対象論的看護としてのナラティヴ

　確かに患者は多くのものを失っている。特に，地域を離れ，家を

離れ，入院する場合には，あまりに患者は孤独になっている。だからこそ，看護師は，その厳しい孤独を感じ，孤独に内在する多くの喪失のイメージのただなかに訪ねていく必要がある。

　失われた日々の子細な日常や，健康であった日々の平穏を，看護師は，ベッドサイドに居ながらにして夢想し，組み立て，いやそれ以上に生み出さねばならない。それは，ベッドサイドという現実から，看護という共感の力によって，患者の棲む経験世界へと訪ねて行くことを意味する（たとえそこが在宅のベッドサイドであったとしても）。

　そして，そこからできるだけ多くの記憶や経験を携えて再びベッドサイドへと戻り，孤独な患者に語りかけ，彼らの固有な世界をまさに差し出そうとしなければならない。その時，ナラティヴとは，語りや言葉という虚構の力を通して，失われた・存在しないものをありありと存在させようとする大きな力として作用する。こうして看護師は，患者と共に，患者の棲んでいたであろう世界を再び語り直しながら取り戻すことができるのだ。

　しかし，常にそれは可能であり妥当なことでもあるのだろうか。患者が失っているものは確かに多いが，それは必ずしも取り戻すべきものなのかどうかは定かではない。そこにナラティヴが介在して，存在しないものを存在させることは可能かもしれないが，存在しないままである方がよいのかもしれない。それがたとえ，ごく普通の日常の断片であっても，それ自体が，実はあまりに重荷である場合もあり得るだろう。

　存在しないこと自体は，それが未だ想像の対象であるがゆえに，そもそも現実の重荷からは解放されているし，いまある現実に対してはひとまず無害でもある。それゆえ，存在しないものを，語りによって存在させることは，良かれ悪しかれひとつの大きな賭けにもなってしまう。存在しないものは，そのまま存在しないま

第9章　看護にとってナラティヴとは何か

まの方が，患者にとってはより好ましいかもしれないのだ。つまり，そこでは語りさえ不要である場合があるかもしれない。

　語りも声も必要としないまま，ただそこに何かが存在はしている，という状況とはいったいどのようなものだろうか。たとえば，言葉も考えることも失ってただ黙しているだけの患者，ある感情や思考に横溢しながらも表現することができない患者等々，もちろん，それらは結果としての姿に過ぎず，そのような状況に陥る理由はさまざまであるに違いない。深い絶望や悲嘆，怒りや苛立ちなど，未だ言葉や語りにたどり着く前にやむなく頓挫し膠着してしまっていることも考えられる。

　ここにはある種の必然とプロセスが存在する。そうでなければならない理由とそうなるしかない事情とが複雑に錯綜している。確かにそれらは語りにならない語りであり存在しない声である。しかも，どこか存在するようになることさえ求めていないかのように頑なに閉ざされている，それがまるで唯一の救いででもあるかのように。

　そんな時，看護師はどう振る舞うべきだろうか。やはり，注意深く関わりながら，形なきものを想像しつつ，それを存在させるように促すべきだろうか。そうすることで確かに何かが満たされる可能性はあるのだと言うべきだろうか。しかし，逆に，何かを求めず，ただ無いままでいることを求めることも可能ではないか。むしろその方が患者には好ましく，生きていくうえで無理がないと感じることがあるのかもしれない。傷を傷のまま持っている方が，それをともかくも手当てされるよりも好ましいと。

　実際，どんなことであれより楽になることなど無く，ただそっとしておかれることだけが望みという場合，ただただ語りや言葉を与え・求めることは，より厳しい状況を生むことになるに違いない。そんな時看護師は，ただ（存在しない声を）待つしかない。

181

精神看護のナラティヴとその思想

患者が進むよりは立ち止まり，開くよりは閉ざすことにこだわり続け，そこにひとつの不安定ながらの安定を求めているのなら，直ちに語りや言語化を促すことで解消させることは拙速でしかないだろう。確かにある時期，そうした状態は必要であり，起こるべき出来事には違いないのだ。

では，看護師はひとまずそう考えるとこころを定めたとしても，それからどうすればいいのだろう。「存在しない声を待つ」とはいってもそれはどういう行為なのか，否，そもそも行為とも言えないものをどう捉えておけばよいのか？

ここでは，従来の対象論的看護はおそらく無効である。つまり，患者を対象として，その対象に何をどう看護すればよいかという通常の能動的看護は，患者の現状況からいって無力であり，かつ有害でしかない。むしろ，この場合の対象論的看護では対象そのものを逆転して，いわば「非対象論的看護」を目指す必要がある。「非対象論的看護」では，対象は患者ではなく，看護師自身である。看護師自身を看護師が看護するという意味である。どういう意味かと言えば，看護ケアによって変わるのは看護師自身であるということであり，看護師自身が変わることによって，最終的に患者に影響を与え，何らかのケアを生じさせるということになる。

この「非対象論的看護」において，「存在しない声を待つ」とは，どういう看護実践となるだろうか。看護師は，「存在しない声を待つ」ために変わらなければならない，それがケアの実践となる。どう変わるのか？　ここで，まず看護師は，ただ何かを待っているだけではない。本来，存在していたであろう声や語りを想定しつつ，今は存在しない声や語りを待っているのであり，本来存在しないものを待っているわけではない。だから，待つことにおいて，いつも来ないものが来ないという全面的な欠乏感を前提にする必要がない。在るべきものが今はないに過ぎず，いつかは来る

182

べきものであり，いまもどこかに在るものである。

　看護師の構えとしては，会話をしていた相手を待つように，また
たこちらへと話しかけられるかのように，患者と向き合いながら
の変化を，看護師自身のなかに生み出していく必要がある。むし
ろ，そういう変化をもたらそうとするプロセスそのものを，患者
と向き合うなかで生み出し，徐々に「表現」していくということ
が「非対象論的看護」の方法ということにもなるかもしれない。当
然，ここには言葉も語りも明示的な意味では存在しない。しかし，
実はより本質的な意味において何かが存在しているのだ。

5）看護するとはしみじみと正直に語ること

　言葉も語りも存在しない状況でも看護はできる。むしろ，そう
した状況は，患者と真に向き合う際の基本的で本質的な問題を提
起する。そして，言葉と語りの限界に存在する状況や問題は，一
方で，通常の言葉や語りの使用における一つの重要なエッセンス
にたどり着くことを指摘できる。

　そのことを象徴的に表す言葉が，「すべて言葉をしみじみといふ
べし」という良寛の格言である。このなかで特に重要なのが，「し
みじみと」である。この「しみじみ」には，情緒的な「しみじみ」
もある程度含まれるだろうが，私がより重視するのは，言葉を発
する際の主体のあり方に関わる論点である。つまり，この「しみ
じみ」の謂いは，話す主体のなかに生じている意識や感情と，そ
れに基づいて発したであろう言葉との間の距離の問題であり，そ
の一体感の有無の問題である。あなたは，自分の思っていること
感じていることを，そのまま正直に，自らの言葉として表現して
いるのかどうか，その正直さの（真偽の）程度を，ここでは「し
みじみ」と表現しているように思われる。端的に言えば，自分の
思っていることと言っていることの間に嘘がない，ということが

183

「しみじみと」の意味であろう。

　言葉を用いあるいは語る場合，普通はそこに真意との乖離がないことが前提とされている。語られていること語っていることは，まさに語り手が真にそう考えていることの忠実な反映だと考える。ただし，こうした状況は，多かれ少なかれ実現されないことが多い。たとえば習慣的な挨拶やルーティンとなっているやり取りなどでは，自身の内面の状態とは関わりなく，形式的に発声しつつ話して，その際の言葉は型どおりの意味や情報の交換に過ぎないことが多い。

　しかし，臨床において，少なからず苦しみや悩みを抱えた患者に向き合う時，看護師の発する言葉（発話）とその真意や感情との乖離は，ほとんど例外なく患者の感じ取るところとなる。なぜなら，看護師の発話とその真意や感情との乖離，端的に言うとある種の嘘ほど，患者にとって痛みを感じ落胆させるものはないから。患者は，ともかくも一時的に多くのものを喪失し，頼るべきものを失いかつ求めている存在であるからこそ，看護師という一人の庇護者を信じようともする。その看護師が自分に（真意や感情＝「こころ」と乖離する）偽りの言葉を用いているという事実に直面すれば，それを最も鋭敏に感じ取らざるを得ない。

　だからこそ，看護師は，"しみじみと"（言っていることとその「こころ」を限りなく近づけつつ）「おかげんはいかがですか？」「なにかお困りのことはありませんか？」「なにかありましたらなんでも相談してください」等々の言葉で遇する必要があるだろう。あるいは，患者が，悲しみや苦しみを強く感じているとしたら，そのいくぶんかを我がものとしつつ，"しみじみと"「どうかしましたか？」「なにかあったのですか？」「よければ話してくれませんか？」等々の言葉で向き合う必要があるだろう。

　このように，自らの「こころ」と表現（語り）とを近づけると

いう「しみじみと」の意味は，別の言葉では，嘘がないことであり，正直であるということである。したがって，語りやナラティヴの実践においては，その本質的で重要な要素として，嘘がなく，正直であるという内的状態がどうしても必要となるように思われる。

また，これと同様な意味を持つものとして，「言葉をこころのアリバイにしてはいけない」という土居健郎の言葉（格言）[1]がある。自分が発した言葉や語りは，自分がそう言った以上，自分の内面（こころ）そのものであって決して嘘はない，というアリバイとして用いてはならないという謂いである。換言すれば，自分の言ったことが単にアリバイとして成り立つのではなく，まさに自分の内面（こころ）のあり方と同じであることが求められるということになる。

これを守れなくなった状態では，たとえば，悲しみにくれている人に向かって，深い同情の言葉をかけながら，内心では，さほどの同情もなくむしろ冷淡な気持ちでいるという状況が考えられる。そして，このような態度は，先にも述べたように，傷つくことに鋭敏な患者にはすぐ知れてしまうものである。だからこそ，看護師は，表面的で嘘の多い言葉や語りを用いることの無効性を強く意識しておかなければならない。先の「しみじみ」のように，自分の発した言葉をアリバイになどせず，それらの言葉や語りが，自分の内心とごく誠実かつ正直に連続したものであることが何より重要なのだ。

語りが語りであるためには，「しみじみと」語り，（アリバイなど不要な）嘘のない正直さこそが求められるということが分かるだろう。これは，カウンセリングの創始者カール・ロジャースのいう「自己一致」[7]のように，自らのこころのあり方に自覚的であり忠実であろうとする姿勢と相通じるようにも思える。ただし，「嘘のない正直さ」の対象となる自らの内面やこころなるものと

185

は，はたしてどのようなものと考えておくべきだろうか。それを，患者やクライアントとの複雑な関係性のなかで生じてくる多様な感情や思考の総体と捉え，たとえば，患者の不快な言動に対して看護師が「私にはあなたの言うことが不快です」と正直に伝えることなども「自己一致」とすべきなのだろうか。

　確かにこの場合，看護師本人は不快な感情に捕らわれているのだから，それを自覚したうえで相手に伝えることは「自己一致」の実践でもありうるだろう。しかし，不快を自覚することとそれを相手に対して表現することの間には，さらに自覚すべき重要なプロセスが，つまり臨床的な妥当性の判断が存在しなければならない。なぜなら，意識として存在するに留まらず，それが行為として表現されたものは，格段に侵襲度の大きい刺激として患者に作用するからだ。

　対人関係としての看護やケアが，常に素の感情やそれに伴う感情労働 12) を伴うことは避けられない。そうした状況においてさえ，より良き臨床的判断やそれに基づく臨床実践を生み出しうる概念や理念とは何なのだろうか。そのひとつこそが，これまでに述べてきた，ナラティヴにまつわるさまざまな看護やケアの概念であるということができるに違いない。

6）フーコーのパレーシア論とナラティヴ

　フーコーはその死の3カ月前に行った，（フランスの最高教育機関である）コレージュ・ド・フランスでの連続講義において，『真理の勇気』4) というテーマを取り上げて，詳細な文献学と共に哲学的な探求を行っている。この講義の中核をなす概念は，パレーシアというもので，特に古代ギリシャ・ローマ時代の哲学者たちの関心事となったものである。パレーシアとは何かについて，端的に言えば，率直に語ることであり，しかも，勇気をもって自ら

の危険も（時にはその命も）顧みずに，自らの真理を語ることである。

　こうした場面は，たとえばギリシャ時代の民主制下において，自らの信じるところをあるがままに主張する市民や政治家たちの発言や振る舞いなどが想起されるかもしれない。確かに，そのような政治的なパレーシアという意味もあり得たが，一方で，ソクラテスの場合は，政治的な関心は特になく，ただ自分は知らないことを知っている（無知の知）という真理を掲げながら，人々に問いかけてゆくことで満足する，という生活を送っていた。そして，最後には，そうした活動自体が人々の不審や嫌疑を受け，公開裁判にかけられ弁明するものの，刑死を宣告され（それを避けられたにもかかわらず），受け入れて死を迎えるという運命をたどる。フーコーは，このソクラテスの行いを，倫理的な意味での真のパレーシアだとし，ソクラテスを，パレーシアを行う者，つまりパレーシアステースだと述べている。

　さらに，この古代ギリシャ・ローマ時代には，もっと素朴かつ極端にこのパレーシアを至上のものと考えていた哲学者の集団＝キュニコス派という人たちがいた。この人たちの場合は，率直に，勇気をもって，なんらのリスクも顧みず，自らの真理を語る，というパレーシアの基本原則を徹底して守り，実践しようとするあまりに，真理や勇気といった普遍的な理念を，より正面から受け止め自らのものとして捉えようと挑んだ。その結果，日常的な人間としての不自然な自分＝不真理な自分を，どんどん脱ぎ棄てて，より存在論的な生を求め，真実の自分あるいは自らの真理のままに生きようと試みて飽くことがなかった。だから彼らは，身にまとうものも持ち物もなく常に貧しく，好きなところで寝て，食べて，欲求を満たし，誰彼となく議論を吹きかける，「犬の生」とも呼ばれる破天荒な人びとでもあった。

精神看護のナラティヴとその思想

　これらの人々（キュニコス派やソクラテス）のパレーシアに共通していたのは，ソクラテスが自ら語っていたように，自分自身への専心や配慮という，ある種独我論的なまでの自己の在り方への注視やこだわりでありそれに伴う深い内省である。パレーシア（率直な語り）そのものは，結果的には，自分以外の人々への語りとして発信されるものであるが，それを準備し可能にし動機づけるのは，結局，自分自身への専心や配慮をいかに深くかつ徹底的に貫けるか，ということにかかっていたのである。その結果，あたかも自らを垂直に貫くモラルとしての真理を見出せたとき，初めてパレーシアは，自らの真理を，いかなるリスクさえも恐れず語るものとして実現可能となるのである。

　このようなパレーシアとは，一見，自らへの専心や配慮を徹底的に自覚した主体が行うべき勇気ある「強者」の語り，という印象を与えるようにも思える。しかし，実は，容易に弱者の語りへと反転可能なものであることがわかる。なぜなら，自らへの専心や配慮というものが，苦悩を抱え絶えず内省を伴う弱者のものとなるとき，必然的に弱者のパレーシアというべきものへと反転しうるからだ。たとえばパレーシアの主体（パレーシアステース）が，病者という弱者となるなら，そのパレーシアは，病いの重さに耐え，苦悩し呻吟し内省するなかで，病いの真理と向き合い，なけなしの勇気を奮って，病いという自らの真理をさらけ出すリスクを冒してまで語ろうとするだろう。そこではもちろん受け手としてのパレーシアステースを必要とはするが，その行為は，たしかに弱者のパレーシアあるいは弱きパレーシアというにふさわしいものであろう。

　それゆえ医療者は，こうした弱きパレーシア（ステース）が，自らの病いという真理と向き合いながらも，それを語ろうすることができる勇気ある人々なのだと，深く理解することによって，医

第9章　看護にとってナラティヴとは何か

療者自身のナラティヴの能力をより深く柔らかなものとすること
が可能となるだろう。病者とは，自らの病いという重い真理を，い
つか私たちの前に自らの（いのちの）リスクさえ冒して語ろうと
する，そういう弱さと勇気とを架橋する存在なのだ，と気づき受
け止めるなら，私たちがナラティヴと称して耳を傾けるその行為
や感性は，より深く大きな意味を持つものとなるに違いない。

　先に述べた，「すべて言葉をしみじみといふべし」や「言葉をこ
ころのアリバイにしてはならない」という格言も，まさに弱きパ
レーシア（ステース）に対する，もう一方のパレーシア（ステー
ス）（＝医療者）としての深い配慮に満ちたこころのひだのような
ものに思えてならない。

4．まとめ

　本章では，看護にとってナラティヴとは何なのか，あるいはナ
ラティヴから示唆される看護とは何かという論点について縷々述
べてきた。

　看護にとっては，言葉や表現，振る舞いのプロフェッションと
しての看護師のあり方や，離散的で断片的な（詩的な）ナラティ
ヴへの理解つまり語りを詩の断片のように聴くこと，ナラティヴ
の痛みや苦しみを我がことにように「引き受けようとする心性」
や「感じる看護」が重要であり，それはある種の「農業」の営み
でもあること。

　また，看護のエッセンスに関わる看護師のある意味での「弱さ」
とそれを持ち続けるための「強さ」の必要性，そして，患者固有
の経験世界を「訪ねてゆくケア」や，存在しない声に耳を傾けそ
れを存在させようとすること，さらには言葉もままならぬ人々を
待ち，それでも患者の声や語りを見出そうとするために看護師自

189

身が変わること（非対象論的看護）の重要性を述べた。

　さらに，自らの真理を勇気をもってリスクも厭わず率直に語ることを意味するパレーシアは，医療の現場においては病者の語りそのものを現わすものともとれる。それゆえ医療者は，そのような病者が弱さやリスクも顧みず自らの重い真理を語る人々であることを熟知しつつ真に受け止め向き合うべきであろう。

　以上のようなさまざまなナラティヴの視点やそれに関わる看護のまなざしをもって病者に向き合う時，看護師は，その真摯な思考や実践に絶えず触発されながら，厳しい臨床のただなかでさえ，より豊かに開かれた感性や活力を自らのものとすることができるように思われる。さらには，その困難で苦悩に満ちた臨床実践の積み重ねのなかで，看護やケアそのものの意味を絶えず振り返り，自らにとっての看護や看護学そのものの意義を問い，批判的に捉え直してゆく新たな視点を絶えず与え続けてくれるに違いない。

追記：本章の「6）フーコーのパレーシア論とナラティヴ」については，雑誌『Ｎ：ナラティヴとケア　第10号』（2019，遠見書房）において詳述する予定である。

　文　　献

1）土居健郎：臨床精神医学の方法．付章　土井ワールドを味わう，pp177-194，岩崎学術出版社，2009.
2）江口重幸：病いの経験を聴く－医療人類学の系譜とナラティヴ・アプローチ．In：小森康永・野口裕二・野村直樹編：ナラティヴ・セラピーの世界．pp-33-54，日本評論社，1999.
3）Foucault, M.: *Histoire de la folie à l'âge classique.* Paris, Gallimard, 1972.（田村　俶訳：狂気の歴史－古典主義時代における．新潮社，1975.）
4）Foucault,M.: *Le Courage de la Vérité. Le gouvernement de soi et des autres II. Cours au Collège de France (1983-1984).* Paris, Gallimard / Seuil, 2009.（慎改康之訳：真理の勇気―自己と他者の統治Ⅱ．筑摩書房 , 2012.）
5）星野　弘：回復への共同作業へ向けて，出会いはどうあるべきか．統合失調症のひろば，No.1，6-13.

6）一瀬邦弘・鮫島達夫・粟田主一ほか9名：わが国の電気けいれん療法（ECT）の現況－日本精神神経学会ECT検討委員会の全国実態調査から．精神神経学雑誌，113（9），939-951.

7）カーシェンバウム，H，ヘンダーソン，V. L. 編：ロジャース選集（上）；セラピーによるパーソナリティ変化の必要にして十分な条件．pp265-285，誠信書房，2001.

8）松澤和正：臨床で書く－精神科看護のエスノグラフィー．医学書院，2008.

9）マクナミー，G. ガーゲン，K. J.（野口裕二，野村直樹訳）：ナラティヴ・セラピー－社会構成主義の実践．金剛出版，1997.（遠見書房．再刊）

10）中井久夫：私はこんなときどうしてきたか．pp74-75，医学書院，2007.

11）野田寿恵・杉山直也・佐藤真希子ほか5名：隔離・身体拘束施行時間に影響する患者特性：日本の精神科急性期医療において．精神神経学雑誌，116（10），805-812.

12）武井麻子：感情と看護－人とのかかわりを職業とすることの意味．医学書院，2001.

索　引

アルファベット

EBM（evidence based medicine）　14, 94, 154
ICF　123, 124, 127, 128, 136
ICF 修正型相互作用看護アセスメントモデル　123, 124, 127, 128
NANDA-I　119
NBM（narrative based medicine）　14, 16, 92, 94, 154
NOAP 記録　127-130, 133, 135
N データ　126
O データ　124, 125
POS　28, 125, 128, 135
SOAP 記録　28, 125-128
S データ　124-127

あ行

アウトカム主義　147
アセスメント　119-125, 127-130, 164
アセスメントカテゴリー　120-125
新たな証人　74, 89
医学批判　16, 18, 60, 94
生きる強さ　123
石つぶて　18, 19, 20, 26, 34
インフォームド・コンセント　40, 141, 143, 144
嘘を言わない看護教育　150
オートノミー　40, 140, 143, 144
教え込まない教育　150
オルタナティヴ・ストーリー　14
オレム－アンダーウッド理論　121

か行

会話分析　131
隔離　79, 82, 148, 158, 161, 191
家族面接　18-21
家族療法　13
語り－聞き取る　67, 144, 153, 170
　―関係　14, 25, 87
語りのもつ他者性　60
カテゴリー化分析　129, 130, 134
関係性への要求　38
看護アセスメントモデル　123, 124, 127, 128

看護学教育モデル・コア・カリキュラム 147, 155
看護学批判 16, 18
看護過程 118-121, 124, 125, 127, 128
看護基礎教育は必要悪 150
看護経過記録 127-129, 133, 135
看護研究 15, 88, 116, 117, 146
看護モデル 121-123, 128, 136
患者中心の医療 40, 142-144, 148
患者の経験世界 18, 179
患者の自律 141, 143, 148
患者のベッドサイドは "地域" である 178
感じる看護 168-171, 189
希望 44
急性期病棟 16, 42, 43, 161
キュニコス派 187, 188
共感 15, 17, 23, 74, 93, 109, 163, 173, 180
強者の言葉 51
拒薬 19
苦悩の語り 65
苦悩の経験 66, 74
グラウンデッド・セオリー・アプローチ 129, 136
クリニカルパス 119
経験の「語り」 14
傾聴 15, 17, 23, 92, 168
幻覚妄想状態 43

構成概念 134, 135
　シークエンス— 135
構造概念 134, 135
　シークエンス— 135
構造分析 131, 132
行動制限 19, 32
声にならない声 68
コード 93, 129, 134
ゴードンの「機能的健康パターン」 121
国際生活機能分類 123
言葉の塊 35, 158
言葉や表現・振る舞いのプロフェッション 157, 159, 189
言葉をこころのアリバイにしてはいけない 185

さ行
再構成 28, 37, 66, 126, 131, 133, 134, 160
参与観察 87, 88
シークエンス
　—構成概念 135
　—構造概念 135
　—分析 129-131, 133-136
詩学
　社会的— 50, 51, 55, 67, 88
　臨床の— 23, 41, 42, 50, 51, 55, 67-69
自己一致 185, 186
自己決定 141, 143
支持の層 45, 46, 54

索　引

詩的構成行為 51, 67
詩的な言葉 51
「詩的」な響き 19, 20
自分の似せ者 61, 63, 65, 68
社会構成主義 39, 41, 191
社会的詩学 50, 51, 55, 67, 88
社会モデル論 121, 123
ジャンル分析 131
受容 15, 17, 23, 128
証人 73-76, 86, 89
身体言語 37, 38
身体拘束 82, 161, 191
身体的な（身振りの）同一化 36
死んだ形式 151-153
真のナラティヴ 112, 113
心理療法 13
スタンザ 132, 133
ストーリー 13, 14, 24, 57, 87
ストレングス 123
すべて言葉をしみじみといふべ
　　し 46, 183, 189
政治的正しさ 142
精神科看護 13, 15-17, 23, 27,
　　55, 69, 70, 72, 136, 191
精神症状 17, 27, 32
生の感情的靭帯 36
生のリアリティ 20
生命倫理（バイオエシックス）
　　39
説明モデル 122-124
相互作用論 122, 123
相互的用語法 51

存在しない声を待つ 179, 182
存在しないものを存在させよう
　　とする力 109, 111, 112,
　　115
存在しないものを存在させるこ
　　と 180
存在しないものを捉える言葉
　　113

た行
ダイアローグ 63
対象論 121-123, 179, 182, 183,
　　190
　　―的看護 179, 182, 183, 190
対話 51, 63, 131, 132
　　―分析 131, 132
訪ねてゆくケア 177, 179, 189
ため息 18, 19, 67
つぶやき 18, 19, 52, 54, 160
強い文化 60
ディスコース分析 131
テーマ分析 131, 132
電気けいれん療法 161, 191
当事者論 122, 123
独語（モノローグ） 19, 28, 63,
　　160
ドミナント・ストーリー 14

な行
無いかもしれないが在ると信じ
　　る 22
生意気なナース 150

195

精神看護のナラティヴとその思想

ナラティヴ 13-18, 20, 23-26,
　39-41, 56, 58, 59, 66, 67,
　91-95, 100, 105, 107-109,
　111-116, 124, 126, 127,
　129, 131-133, 136, 137,
　140, 144, 148, 149,
　152-155, 157, 160-170,
　172, 175, 177, 179, 180,
　185, 186, 189-191
　―アプローチ　15, 23, 41, 58,
　116, 129, 131, 133, 136,
　155, 190
　―セラピー　25, 39, 41, 92,
　155, 167, 190, 191
　―ターン（物語論的転回）13
　―データ　124, 126, 129, 132,
　133
　―研究法　131, 132, 136
　―の能力　163, 166, 189
　―分析　131
　―ベイスト・メディスン　16,
　92
二次的 PTSD　73

は行

バイオエシックス→生命倫理
パターナリズム　39, 40, 140,
　143
発話の身振り性　36, 37
パレーシア　186-190
　―ステース　188, 189
反復強迫　33, 35-37

被害妄想　43
引き受けようとする　39, 41, 67,
　172, 189
「引き受ける」こと　21, 37, 40,
　167
微小民族誌　87
非対象論的看護　179, 182, 183,
　190
美的な構成作用　51, 67
否認　33, 36, 63, 65, 143
病識　32-34, 36, 41
　―欠如　32-34, 36
病者役割　143
標準看護計画　119, 128
プロット　25, 134, 135
分析
　会話―　131
　カテゴリー化―　129, 130,
　134
　構造―　131, 132
　シークエンス―　129-131,
　133-136
　ジャンル―　131
　対話―　131, 132
　ディスコース―　131
　テーマ―　131, 132
　ナラティヴ―　131
ヘンダーソン理論　121
訪室面接　19, 20
保護室　30, 43

ま行

自らを疎遠とする欲望 60
民族誌 23, 41, 55, 70, 84, 86-90
無知の姿勢 14, 39, 92
燃え尽き症候群 73
物語 13, 23, 25, 35, 37, 39, 41,
　　50, 70, 73, 74, 76, 84-91,
　　95, 96, 98, 105, 140, 160
　　—性 25, 37, 160
　　—論的転回→ナラティヴ・タ
　　ーン
　　病いの—的再現＝表象 87
モノローグ→独語

　　　　　　や行
病いの経験 41, 87, 155, 190
病いの物語的再現＝表象 87
勇気 65, 66, 186-190
弱い文化 60
弱さの基層 176
弱さのための強さ 173-176

　　　　　　ら行
ライフストーリー 24, 57
リアリスト 150, 152, 153, 155
リアリズム 149, 150, 152, 153,
　　160
リカバリー 167
臨床人類学 14, 16, 41, 69, 87,
　　90, 92, 122, 136, 154
臨床の詩学 23, 41, 42, 50, 51,
　　55, 67-69
臨床民族誌 23, 41, 55, 70, 84,

86-90
　—的アプローチ 87-90
　—的（な）思考 23, 70, 84,
　　86-89
倫理
　生命—（バイオエシックス）
　　39
　—的姿勢 67
　—的証人 73, 74, 75
ローカルな時間と空間 41

107

初出一覧

第1章　精神科看護，37(10), 6-11, 2010.（精神科看護出版刊）

第2章　日本保健医療行動科学会年報，20, 26-37, 2005.（日本保健医療行動科学会刊）

第3章　治療の聲，10(1), 63-69, 2009.（星和書店刊）

第4章　N：ナラティヴとケア，3, 7-13, 2012.（遠見書房刊）

第5章　江口重幸・斎藤清二・野村直樹編『ナラティヴと医療』，金剛出版，pp.186-201, 2006

第6章〜第9章は，今回書き下ろしたものである。

松澤和正(まつざわ・かずまさ)
　1957年埼玉県生まれ。慶應義塾大学大学院工学研究科(修士課程)修了。埼玉県庁，法律事務所を経て，精神科病院勤務。准看護師・看護師資格取得。千葉大学大学院文学研究科(修士課程)終了，同大学院(博士課程)単位取得退学。
　2004年〜2009年　国際医療福祉大学保健医療学部・看護学科助教授・教授，2009〜2015年　千葉県立保健医療大学健康科学部・看護学科教授，2015年より，帝京大学医療技術学部・看護学科教授。
　主な著書：『臨床で書く』(医学書院，2008)，『報道写真家・岡村昭彦―戦場からホスピスへの道』(NOVA出版，1995)，『ナラティヴと医療』(金剛出版，2006，共著)，アーサー・クラインマン『精神医学を再考する』(みすず書房，2012，共訳)など。

精神看護のナラティヴとその思想
　臨床での語りをどう受け止め，
　　実践と研究にどうつなげるのか
　　　　　　　　　　　2018年12月10日　初版発行

著　者　松澤和正
発行人　山内俊介
発行所　遠見書房

〒181-0002 東京都三鷹市牟礼6-24-12
三鷹ナショナルコート004号
TEL 050-3735-8185　FAX 050-3488-3894
tomi@tomishobo.com　http://tomishobo.com
郵便振替　00120-4-585728

印刷・製本　モリモト印刷

ISBN978-4-86616-078-8　C3047
©Matsuzawa Kazumasa, 2018
Printed in Japan

※心と社会の学術出版　遠見書房の本※

遠見書房

医療におけるナラティブとエビデンス
対立から調和へ［改訂版］
斎藤清二著
ナラティブ・ベイスト・メディスンとエビデンス・ベイスト・メディスンを実際にどう両立させるのか。次の時代の臨床のために両者を統合した新しい臨床能力を具体的に提案する。2,400円，四六並

心理学者に聞く
みんなが笑顔になる認知症の話
正しい知識から予防・対応まで
竹田伸也著
本人・家族・支援者のために書かれた高齢者臨床を実践し介護にも関わる心理学者ならではの，予防と対応のヒント集です。1,400円，四六並

読んでわかる やって身につく
解決志向リハーサルブック
面接と対人援助の技術・基礎から上級まで
龍島秀広・阿部幸弘・相場幸子著
解決志向アプローチの「超」入門書。わかりやすい解説＋盛り沢山のやってみる系ワークで，1人でも2人でも複数でもリハーサルできる！ 2,200円，四六並

［新版］**周産期のこころのケア**
親と子の出会いとメンタルヘルス
永田雅子著
望まれぬ妊娠，不仲，分娩異常，不妊治療の末の妊娠，早産，死産，障害のある子を産むこと——周産期心理臨床に長年携わってきた臨床心理士によって書かれた待望の入門書。2,000円，四六並

公認心理師の基礎と実践 全23巻
野島一彦・繁桝算男 監修
公認心理師養成カリキュラム23単位のコンセプトを醸成したテキスト・シリーズ。本邦心理学界の最高の研究者・実践家が執筆。①公認心理師の職責〜㉓関係行政論 まで心理職に必須の知識が身に着く。各2,000円〜2,800円，A5並

ナラティヴ・セラピー
社会構成主義の実践
マクナミー＆ガーゲン編／野口裕二・野村直樹訳
新しい心理療法の時代は，家族療法の分野で始まった。待望の声がありながら版が止まっていたものを一部訳文の再検討をし復刊。今なお色あせない，一番新しい心理療法の原典。2,400円，四六並

ナラティブ・メディスン入門
小森康永著
本書は，シャロンの『ナラティブ・メディスン』をひもとき，精密読解，パラレルチャート，アウトサイダー・ウィットネスなどの方法論を具体例を交えて分かりやすく解説。日本における著者らの刺激的な試みも紹介した。2,500円，四六並

協働するナラティヴ
グーリシャンとアンダーソンによる論文「言語システムとしてのヒューマンシステム」
H・アンダーソン／H・グーリシャン／野村直樹 著／野村直樹 訳
現在の心理療法に絶大なる影響を与える論文の全訳と，グーリシャンのアイデアの核心を探る論考。1,800円，四六並

公認心理師基礎用語集
よくわかる国試対策キーワード117
松本真理子・永田雅子編
試験範囲であるブループリントに準拠したキーワードを117に厳選。多くの研究者・実践家が執筆。名古屋大教授の2人が編んだ必携，必読の国試対策用語集です。2,000円，四六並

N: ナラティヴとケア

人と人とのかかわりと臨床・研究を考える雑誌。第10号：医療人類学（江口重幸編）新しい臨床知を手に入れる。年1刊行，1,800円

価格は税抜です